Sabine Schmelmer

Mondyoga

Sabine Schmelmer

Mondyoga

Ein Übungsprogramm im Rhythmus mit der Natur

Bloggingbooks

Impressum / Imprint
Bibliografische Information der Deutschen Nationalbibliothek: Die Deutsche Nationalbibliothek verzeichnet diese Publikation in der Deutschen Nationalbibliografie; detaillierte bibliografische Daten sind im Internet über http://dnb.d-nb.de abrufbar.

Bibliographic information published by the Deutsche Nationalbibliothek: The Deutsche Nationalbibliothek lists this publication in the Deutsche Nationalbibliografie; detailed bibliographic data are available in the Internet at http://dnb.d-nb.de.

Coverbild / Cover image: www.ingimage.com

Verlag / Publisher:
Bloggingbooks
ist ein Imprint der / is a trademark of
AV Akademikerverlag GmbH & Co. KG
Heinrich-Böcking-Str. 6-8, 66121 Saarbrücken, Deutschland / Germany
Email: info@bloggingbooks.de

Herstellung: siehe letzte Seite /
Printed at: see last page
ISBN: 978-3-8417-7047-9

MONDYOGA

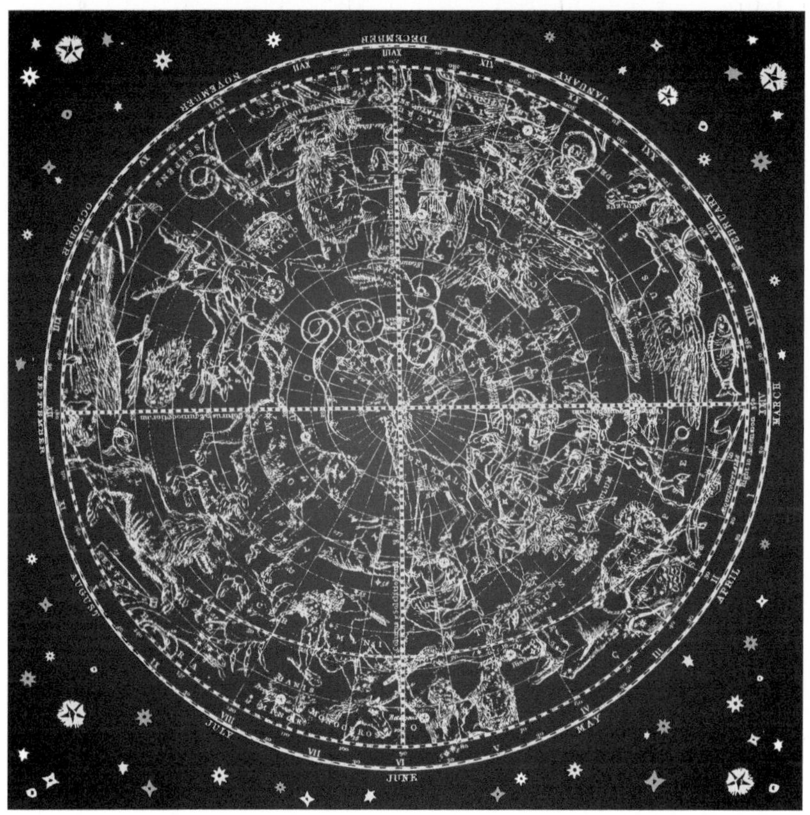

Ein Übungsprogramm im Rhythmus mit der Natur

Sabine Schmelmer

Inhaltsverzeichnis

Teil 1

Über Yoga, Mondzeichen und Mondyoga

Was ist Yoga?

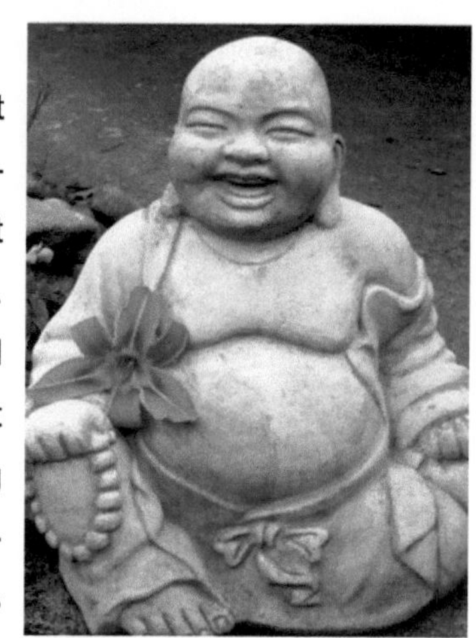

Über Yoga ist bereits viel Kompetentes verfasst worden, so dass ich hier keine riesige Abhandlung schreiben möchte. Aber zur Vollständigkeit doch ein paar Worte über Yoga. Das Wort Yoga kommt aus dem Sanskrit und bedeutet "Joch". Yoga ist etwa 5000 Jahren alt und beinhaltet einen umfassenden Katalog über alle Aspekte des Lebens und des menschlichen Seins. Es gibt verschiedene Arten des Yogas: Tantra-Yoga (welches der Westler gerne mit raffiniertem Sex verwechselt), Mudra-Yoga (das mit den Fingern), Mantra-Yoga (z. Bsp. das Singen von "OM"). Es gibt Yoga-Formen, die sich mit korrektem Denken, Ernährung oder Hygiene befassen usw. So verschieden diese Formen auch zu sein scheinen, so haben sie immer 2 Punkte gemeinsam: Alle Disziplinen dienen dem Weg zu einem höheren Bewusstsein und Spiritualität und ohne die Disziplin des Innehaltens, der Kontemplation und der Meditation geht gar nicht. Wenn wir im Westen etwas von Yoga hören, denken wir meist an Hatha-Yoga und darum geht es hier. Hatha-Yoga ist die einzige Disziplin des Yogas, die sich mit Übungen, also Ertüchtigung (oder Workout) des Körpers befasst. Ich glaube, es gibt einige tausend Asanas (Yoga-Übungen), für so ziemlich alle (alle!) Körperteilen und Körperregionen. Sie haben das Ziel, eine freie Entfaltung von Geist und Seele durch einen gesunden Körper zu ermöglichen. (Dies kommt einem ziemlich bekannt vor, genauso wie einem viele Asanas in Form von Krankengymnastik, Schwangerschaftsgymnastik usw. begegnet sein dürften. Und dieser Umstand bestätigt wieder meine Theorie, dass irgendwie alles zusammen gehört.)

Allerdings (leider) ist Hatha-Yoga nur die erste Stufe auf der Leiter, die zum Endziel, dem Samadhi, der Selbsterkenntnis führt. Wenn man bedenkt, wie schwer es einem manchmal fällt, diese kleine, einfache, erste Stufe zu gehen …

Fangen wir einfach an!

Was ist MondYoga?

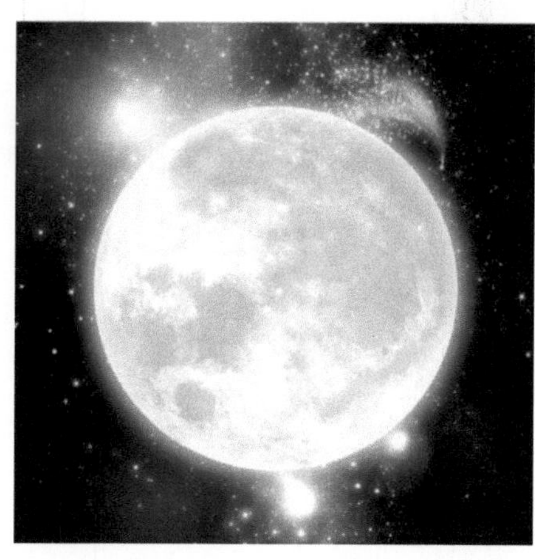

Bei seiner Reise um die Erde wandert der Mond durch die 12 Sternzeichen des Tierkreises. Dabei verweilt er in jedem Sternzeichen 2 - 3 Tage, bis er dann zum nächsten Zeichen wechselt.

Jedes Sternzeichen wird mit einem bestimmten körperlichen Aspekt (Körperteil, Funktion) verbunden. Zum Beispiel gehören zu dem Zeichen Stier der Hals und der Nacken und zu Jungfrau die Verdauungsorgane. Man geht davon aus, dass der Mond während seines Laufs eben jene Regionen und Organe beeinflusst, in dessen zugehörigen Sternzeichen er sich gerade befindet. Seit einigen Jahren gibt es viel Literatur über den richtigen Zeitpunkt, an dem man sich die Haare schneiden lassen sollte oder eine Zahnbehandlung ungünstig wäre. Und hier geht es nun um Yoga.

Mit Yoga kann man ganz gezielt bestimmte Körperteile und Organe trainieren und kräftigen. Vielleicht (und ich glaube bestimmt) kann man dabei während des entsprechenden Mondzeichens dies ganz besonders und effektiv erreichen.

Allerdings kann man keinen Teil des Körpers isoliert betrachten, viele Asanas sind ganzheitlich und tauchen dadurch in mehreren "MondYoga-Phasen" auf. Manche Übungen, wie Schulterstand (Kerze) sind eigentlich Zusammenfassungen von mehreren Asanas. Man könnte sie also immer machen. MondYoga, ein Übungsprogramm das im Einklang mit den Mondzeichen immer wieder andere Yogaübungen vorschlägt, ist ein abwechslungsreiches Programm, in einem relativ kurzen Zeitraum (bei gehobenen Fleiß praktisch innerhalb eines Monats) seinen ganzen Körper zu trainieren. Man steigert dadurch sein Wohlbefinden und seine Gesundheit, gewinnt durch den meditativen Übungsstil im Yoga ein entspanntes Verhältnis zu den Problemen des Alltags.

Und um dies zu erreichen, muss man nicht unbedingt an den Einfluss des Mondes glauben.

Yoga für alle?

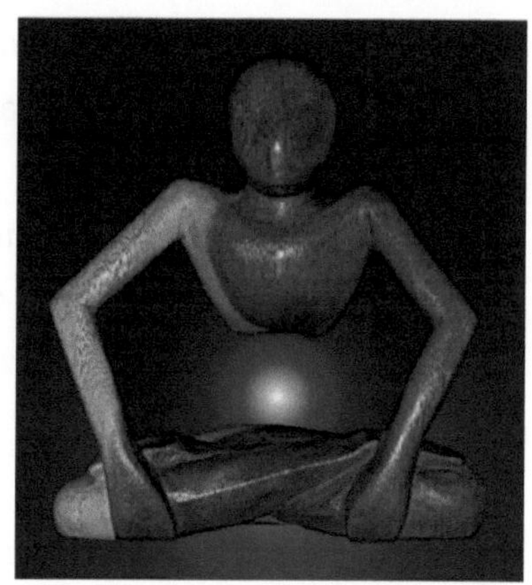

Ja. Egal, ob alt oder jung, dick oder dünn. Jeder kann Yoga machen, wenn auch immer auf seine eigene Art und Weise und nach seinen individuellen Gegebenheiten.
Das heißt:
Wenn Sie Erkrankungen der Wirbelsäule oder des Herz-Kreislaufsystems, irgendeine andere Erkrankung haben, schwanger sind oder ganz einfach Zweifel haben, dann lassen Sie sich bitte von Ihrem Arzt oder Therapeuten beraten!
Er wird Ihnen vielleicht von der ein oder anderen Übungen abraten oder Ihnen eine Variante empfehlen.
Ansonsten lernen Sie bitte, auf Ihren Körper zu hören, denn Sie sind für sich selbst verantwortlich.

Yoga ist preiswert. Natürlich ist es nett, wenn man ein nach Feng-Shui-Richtlinien ausgestattetes, lichtdurchflutetes Yoga-Zimmer zur Verfügung hat. Ich persönlich werde wohl nie erfahren, wie es sich in einem solchen Raum übt. Aber in jeder Wohnung gibt es einen Platz, den man in eine vorübergehend beruhigte Zone verwandeln kann. Hier sollte es aufgeräumt, sauber und gut durchlüftet sein. Den Fernseher schaltet man besser aus, aber eine entspannende Musik ist hilfreich. Der Markt ist voll von diverser Yoga- oder Meditationsmusik, aber auch klassische Musik ist sehr schön. Raucherstäbchen oder Duftöle schaden nicht, solange sie nicht zu heftig riechen.

Als Unterlage kann man sich eine Yoga-Matte kaufen, muss man aber nicht. Vielleicht liegt an diesem ausgewählten Platz ein flauschiger Teppich oder nimmt eine Gymnastikmatte. Ich falte eine Wolldecke und übe so. Aber kontrollieren Sie bitte vorher, ob ihre Fußbodenheizung nicht zu stark eingestellt ist. (Sonst verglühen Sie noch auf dem Weg ins Nirvana). Üben Sie nicht im Bett, auch wenn Sie, dass Sie dort eine harte Matratze haben. Es wird trotzdem mit Sicherheit nicht funktionieren. Die Kleidung sollte wie immer beim Sport bequem und atmungsaktiv sein. Natürlich gibt es auch hier spezielles Accessoire, auf das ich hier nicht näher eingehen möchte.

Falls Sie noch nie oder nicht viel Yoga gemacht haben, bin ich natürlich nicht gram, wenn Sie sich fachlich qualifizierte Literatur zulegen oder noch besser: wenn sie einen Yoga-Kurs besuchen! Eigentlich kann man das immer empfehlen, damit sich bei der Einnahme der Stellungen keine falschen Gewohnheiten einschleichen. Viele Menschen üben auch viel lieber in eine Gruppe.

Nun brauchen Sie noch eines: Ein bisschen Zeit, ohne Telefon oder Kindergeschrei.

Dann kann es losgehen!

Mein Yoga-Weg

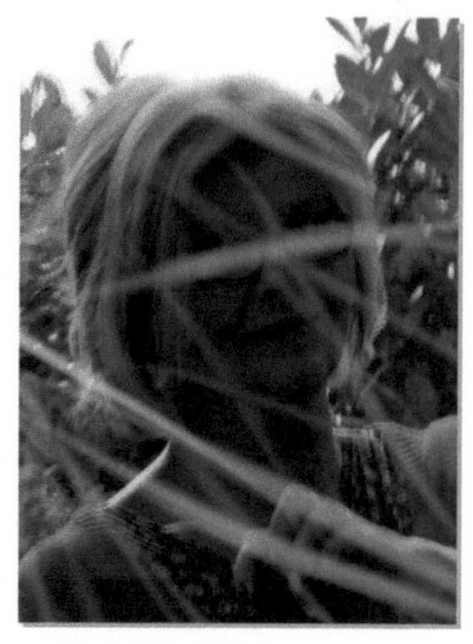

Eigentlich war ich als Jugendliche immer sehr unsportlich.

Das, was man damals an der Schule mit "Leibeserziehung" titulierte, war mir ein echter Graus.

Bis eines Tages auf den deutschen Fernsehbildschirmen eine Kanadierin namens Karen Zebroff unter dem Motto "Yoga für Jeden" abgespeckte, für den gemeinen Westler verdauliche Yoga-Übungen präsentierte. Sie tat das sehr geschäftstüchtig, was mancher Verfechter der reinen Yoga-Lehre scharf kritisierte. Aber sie brachte doch diese wertvollen Übungen samt einem Schuss fernöstlicher Ideologie aus dem weihrauchwabernden Mief indischer Ashrams in den Westen. Dabei entstand ein für westliche Verhältnisse alltagstaugliches Programm, das man auch als Nicht-Asket und Dauer-Vergeistigter durchführen kann. Auf jeden Fall war damals dieses Thema exotisch genug, um mein Interesse zu wecken. Ich stürzte mich sofort auf die 1. Übung (Kobra) und siehe da: Es klappte und machte Spaß! Ich hatte meinen Weg zum Sport jenseits der Turnvater-Jahn-Glückseligkeit gefunden. Wie wertvoll diese Übungen für mich waren, stellte sich viel später heraus. Mit 20 machten sich bei mir zum 1. Mal massive Rückenbeschwerden bemerkbar. Inzwischen weiß ich, dass ich einen angeborenen Bandscheibenvorfall und eine Hüftfehlstellung habe. Aber durch Yoga (und zwischenzeitlich waren meine Kenntnisse durch etliche Literatur und Kurse gewachsen) hatte ich ein probates Mittel in der Hand, die Schmerzen auf ein erträgliches Maß zu beschränken und Operationen zu vermeiden.

Eine Krankengymnastin meinte einmal zu mir: "Wenn man den ärztlichen Befund liest, ist es unglaublich, wie gelenkig sie doch sind!"
Yoga war mir nach 2 Schwangerschaften die Rückbildungsgymnastik, weiter dient es mir als Krankengymnastik, Fitnesstraining und hält mein Gewicht einigermaßen in Grenzen (naja...).
Vor Jahren begann ich, mich mit den Mondrhythmen zu beschäftigten und hatte die Idee, dieses Programm zu erarbeiten.
Nach diesem Programm arbeite ich noch heute und entwickle es ständig weiter.

Die wichtigsten Yoga-Regeln

- Damit alles gut gelingt, Sie Freude, Erfolg und Gesundheit von Ihrer vielen Mühe haben, sollten Sie folgende Regeln beachten:
- Üben Sie nicht mit vollem Magen und warten Sie 1-2 Stunden nach dem Essen.
- Gehen Sie vorher zur Toilette.
- Suchen Sie sich einen ruhigen Raum, machen Sie Fernseher, Telefon (und Kinderlärm) aus. Diese Übungszeit ist nur für Sie da. Ausschließlich.
- Üben Sie regelmäßig, am besten immer zur gleichen Uhrzeit. Morgens sind sie noch steifer als am Abend, aber dann sorgen die Übungen für Energie für den ganzen Tag. Abends geben Ihnen die Übungen einen harmonischen Tagesabschluss und sorgen für einen guten Schlaf.
- Trinken Sie zwischen den Übungen bei Bedarf einen Schluck Wasser oder Tee.
- Üben Sie langsam: Gehen Sie langsam in die Übung (Streckung) hinein und genauso langsam aus der Übung wieder hinaus. Wenn Sie sich hektisch oder abrupt bewegen, besteht akute Verletzungsgefahr. Wenn Sie im Zeitdruck sind, machen Sie lieber weniger Übungen.
- Ruhen Sie sich zwischen den Übungen aus.
- Messen Sie sich mit niemand. Egal, ob Sie in einer Gruppe üben, mit Ihrer gertenschlanken 14jährigen Tochter oder allein: Entscheidend sind immer nur Sie selber, Ihre Beweglichkeit ist das Maß, nicht das Können (oder Nicht-Können) anderer Leute. Bedenken Sie, dass es sich bei den Models in Yoga-Büchern um ausgebildete Yoga-Meister handelt. Die müssen das gut können.
- Versuchen Sie niemals, mit Gewalt etwas zu erreichen, eine Streckung noch besser zu können, den Kopf noch näher zum Knie zu bewegen usw. Erfolge zeichnen sich beim regelmäßigen Üben auf jeden Fall ab, Sie brauchen nur Geduld.

- Akzeptieren Sie Ihre Grenzen! Es gibt Asanas, die man einfach nicht kann. Trotz jahrelangem Üben tue ich mich immer noch sehr schwer mit der Knie- und Schenkelstreckung. Das ist nicht schlimm, man ist deswegen kein schlechterer Mensch. *Schmerz ist immer ein Warnsignal!*
- Lesen Sie die Anleitung aufmerksam durch, nehmen Sie eventuell weitere Literatur zur Hilfe oder besuchen Sie unbedingt einen Yoga-Kurs, bei dem Sie unter Aufsicht eines Lehrers die Übungen korrekt erlernen können.
- Konzentrieren Sie sich auf die Übung und bemühen Sie sich, sie richtig auszuführen. Ein Bänderriss in Folge einer falsch ausgeführten Übung hebt nicht zwingend die Spiritualität.

Sie sind für sich selbst verantwortlich!

Jetzt kann es losgehen!

Sie haben alles gelesen und "Die wichtigsten Yoga-Regeln" aufmerksam studiert?

Dann kann es losgehen!

Im Folgenden finden Sie aufgelistet nach den jeweiligen Sternzeichen die passenden Yoga-Asanas.

Die Anleitung zu den einzelnen Asanas finden Sie dann im 3. Teil dieses Buches.

Aber Vorsicht: Diese Anleitungen sollen lediglich eine Art Gedankenstütze sein, wenn Sie jeweilige Asana zwar bereits einmal gelernt haben, aber sich nicht mehr genau an sie erinnern.

Wenn Sie noch niemals Yoga gemacht haben, besuchen Sie besser erst einen Kurs.

Wenn Ihnen dort Ihr Lehrer die Übungen anders zeigt, als ich es hier tue, dann glauben Sie bitte ihm und nicht mir.

Dieses Buch ist lediglich als Übungsprogramm gedacht um einen möglichst vollständigen und ganzheitlichen Trainingsplan in den Händen zu halten.

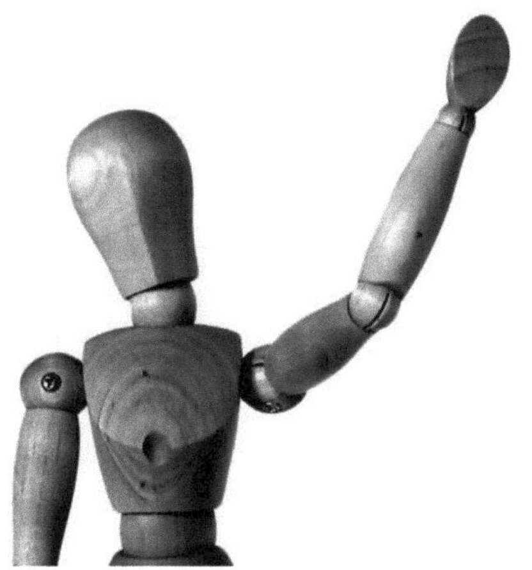

Im Anhang finden Sie dann einen Mondkalender mit allen Mondzeichen für die nächsten 2 Jahre.

Wenn es Ihnen zu umständlich ist, im Kalender nach dem jeweiligen Zeichen zu schauen und dann die passenden Asanas auszuwählen, dann besuchen Sie mich doch auf meiner Internetseite.

Dort schlage ich Ihnen 2-3 Tage ein paar Asanas für das herrschende Zeichen vor. (Die Adresse finden Sie ganz hinten)

Dies ist übrigens der Karlheinz.

Er ist eins der wenigen Familienmitglieder, das sich spontan bereit erklärt hat, mir Model zu stehen.

Er ist manchmal genauso steif, wie ich. Und manche Asanas macht er ein wenig schlampig. Während des Foto-Shootings ist er mir fast ein guter Freund geworden. Ich hoffe, er wird auch Sie gut durch das Programm begleiten!

Denken Sie daran: Machen Sie nichts Unvernünftiges und nichts mit Gewalt!

Viel Spaß und viel Erfolg beim Üben!

TEIL 2:

Die einzelnen Mondzeichen und die dazu passenden Asanas

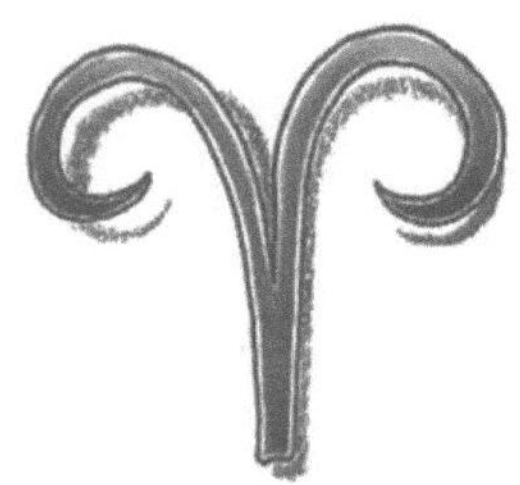

Mond im Widder

Der Widdermond beeinflusst Kopf, Gehirn, Gesicht und Kreislauf.

Nach den letzten ruhigen Fischetagen sind Sie heute bestimmt voller Energie.

Vergessen Sie nicht, genügend zu trinken.

Passende Asanas an diesen Tagen:

- Rumpfbeuge im Stehen
- Brustexpander
- Pendel
- Katzenstreckung
- Löwe
- Berg
- Augenrollen
- Nackenrollen
- Skalp
- Rumpfbeuge im Sitzen
- Rock 'n' Roll
- Kobra
- Zusammengerolltes Blatt
- Kerze
- Pflug
- Schwamm

Was Sie noch tun können:

- Baucheinzieher

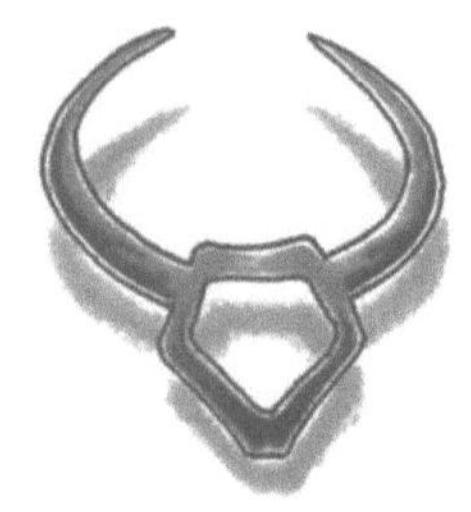

Mond im Stier

Der Stiermond beeinflusst Kiefer, Ohren, Hals, Schilddrüse und Nacken.

Sie sind kreativ und genießen Ihr gemütliches Zuhause.

Passende Asanas an diesen Tagen:

- Brustexpander
- Brunnen
- Baucheinzieher
- Löwe
- Nackenrollen
- Kobra
- Bein-Überschlag
- Kerze
- Pflug
- Fisch
- Zusammengerolltes Blatt

Was Sie noch tun können:

- Dreieck
- Beide Rumpfbeugen

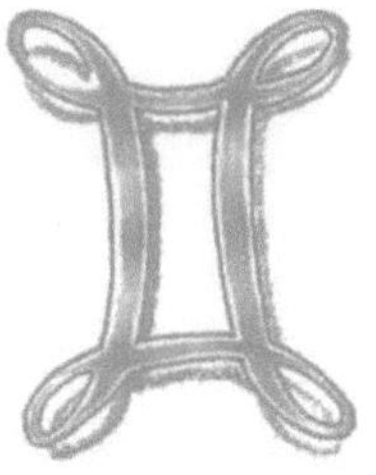

Mond in den Zwillingen

Der Zwillingsmond beeinflusst Arme, Hände und Schultern.

Bei Ihrer vielen Phantasie müssen Sie sich vielleicht heute besonders gut konzentrieren.

Außerdem ist nun eine gute Zeit, alte Freunde anzurufen.

Passende Asanas an diesen Tagen:

- Brustexpander
- Arm- und Beinstreckung
- Dreieck, Variation
- Hand an die Wand
- Kamel
- Beckenstreckung
- Haltungsgriff
- Armhebung
- Blume
- Ellenbogenschwung
- Klinge
- Bogen
- Rock 'n' Roll zum Schultergürtel hin
- Kerze
- Pflug
- Fisch
- Zusammengerolltes Blatt

Was Sie noch tun können:

- Baucheinzieher
- Halbe Heuschrecke
- Kobra

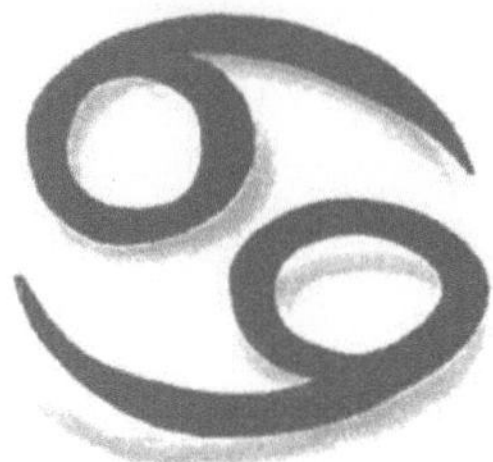

Mond im Krebs

Der Krebsmond beeinflusst alle inneren Organe wie Magen, Lunge, Galle, Leber.

Meiden Sie Alkohol und schwere Speisen und achten Sie auf ausreichenden Schlaf.

Passende Asanas an diesen Tagen:

- Rumpfbeuge im Stehen
- Brustexpander
- Arm- und Beinstreckung
- Dreieck
- Querbalken
- Baucheinzieher
- Kopf-zum-Knie-Streckung
- Bein-Überschlag
- Aufsetzen
- Zusammengerolltes Blatt
- Bogen
- Halbe Heuschrecke
- Kobra
- Rumpfbeuge im Sitzen
- Kerze
- Pflug
- Schwamm

Was Sie noch tun können:

- Alle Atemübungen

Mond im Löwen

Der Löwemond beeinflusst Herz, Kreislauf und den Blutdruck.

Bevor Sie heute zum Friseur gehen, üben Sie noch ein bisschen Yoga.

Passende Asanas an diesen Tagen:

- Brustexpander
- Pendel
- Baum
- Baucheinzieher
- Sitzender Held
- Berg als Atemübung
- Skalp
- Rumpfbeuge im Sitzen
- Kopf-zum-Knie-Streckung
- Rock 'n' Roll
- Pumpe
- Kerze
- Pflug
- Fisch
- Zusammengerolltes Blatt

Was Sie noch tun können:

- Schwamm
- Alle Atemübungen

Mond in der Jungfrau

Der Jungfraumond beeinflusst den gesamten Stoffwechsel und die Verdauungsorgane.

Deswegen sollten Sie gerade in diesen Tagen besonders auf eine ausgewogene und nicht belastende Ernährung achten.

Passende Asanas an diesen Tagen:

- Rumpfbeuge im Stehen
- Dreieck
- Baucheinzieher
- Berg
- Rumpfbeuge im Sitzen
- Kopf-zum-Knie-Streckung
- Twist
- Kobra
- Halbe Heuschrecke
- Bogen
- Zusammengerolltes Blatt
- Pumpe
- Bein-Überschlag
- Kerze
- Pflug
- Reinigungsatmung

Was Sie noch tun können:

- Aufsetzen
- Rock 'n' Roll
- Querbalken

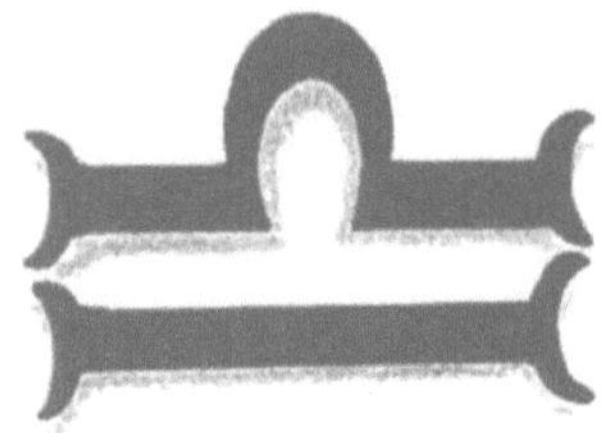

Mond in der Waage

Der Waagemond beeinflusst die gesamte Beckenregion mit Hüfte und Niere.

Waagetage sind gute Tage, um Farben zu wechseln:
an den Wänden Ihrer Wohnung oder auch die Farbe Ihrer Haare.

Passende Asanas an diesen Tagen:

- Brustexpander
- Arm- und Beinstreckung
- Baum
- Brunnen
- Dreieck
- Twist
- Rumpfbeuge im Sitzen
- Gespreizte Beinstreckung
- Knie- und Schenkelstreckung
- Kobra auf Zehenspitzen
- Bogen
- Zusammengerolltes Blatt
- Kerze
- Pflug
- Beckenstreckung
- Lotussitz

Was Sie noch tun können:

- Rumpfbeuge im Stehen
- Querbalken
- Kopf-zum-Knie-Streckung
- Halbe Heuschrecke

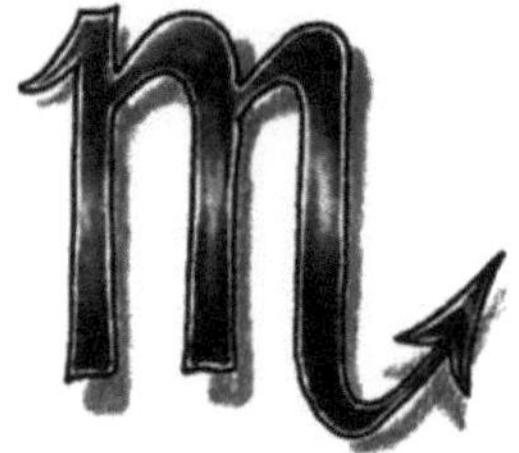

Mond im Skorpion

Der Skorpionmond beeinflusst die Sexualorgane, Blase und Harnleiter.

Achten Sie an diesen Tagen auf ausreichende Flüssigkeitszufuhr und halten Sie Füße und den unteren Rücken warm.

Passende Asanas an diesen Tagen:

- Rumpfbeuge im Stehen
- Dreieck
- Baucheinzieher
- Katzenstreckung
- Rumpfbeuge im Sitzen
- Kopf-zum-Knie-Streckung
- Gespreizte Beinstreckung
- Knie- und Schenkelstreckung
- Kobra
- Halbe Heuschrecke
- Zusammengerolltes Blatt
- Beinüberschlag
- Kerze
- Lotussitz

Was Sie noch tun können:

- Pflug
- Querbalken
- Fisch

Mond im Schützen

Der Schützemond beeinflusst die Oberschenkel und Venen.

Vorsicht an diesen Tagen, wenn Sie unter Krampfadern oder Ischias leiden!

Ansonsten sprudeln Sie vor Ideen und erreichen Ihr Ziel.

Passende Asanas an diesen Tagen:

- Rumpfbeuge im Stehen
- Arm- und Beinstreckung
- Baum
- Querbalken
- Beckenstreckung
- Sitzender Held
- Rumpfbeuge im Sitzen
- Kopf-zum-Knie-Streckung
- Gespreizte Beinstreckung
- Knie- und Schenkelstreckung
- Seitliche Beinhebung
- Pumpe
- Kerze
- Pflug
- Lotussitz

Was Sie noch tun können:

- Dreieck
- Schwamm

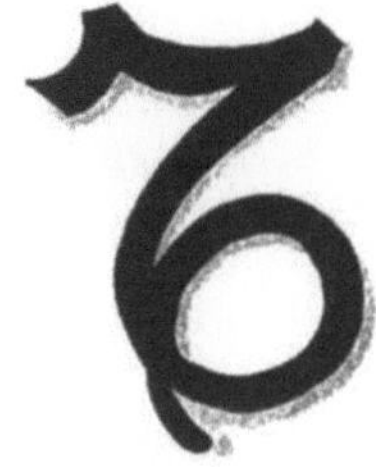

Mond im Steinbock

Der Steinbockmond beeinflusst Gelenke, Haut und Knochen und er reguliert den Stoffwechsel.

Möglicherweise ist heute Ihr Yoga-Zimmer ganz besonders gut aufgeräumt.

Passende Asanas an diesen Tagen:

- Brustexpander
- Rumpfbeuge im Stehen
- Zehenbalance
- Beckenstreckung
- Sitzender Held
- Japanischer Diamantsitz
- Twist
- Kopf-zum-Knie-Streckung
- Knie- und Schenkelstreckung
- Rock 'n' Roll
- Kerze
- Pflug
- Fisch
- Lotussitz

Was Sie noch tun können:

- Baucheinzieher
- Kamel
- Zusammengerolltes Blatt

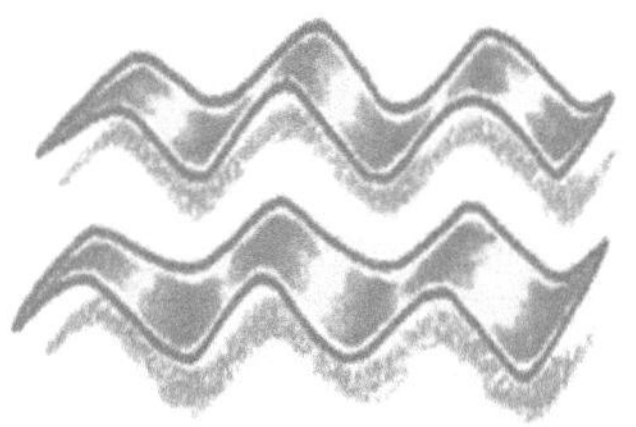

Mond im Wassermann

Der Wassermannmond beeinflusst Knie, Unterschenkel und die Venen.

Vielleicht suchen Sie an diesen Tagen nach neuen Wegen und finden sie sogar.

Passende Asanas an diesen Tagen:

- Brustexpander
- Baum
- Arm- und Beinstreckung
- Zehentwist
- Zehenbalance
- Querbalken
- Twist
- Sitzender Held
- Japanischer Diamantsitz
- Rumpfbeuge im Sitzen
- Kopf-zum-Knie-Streckung
- Gespreizte Beinstreckung
- Bogen
- Kerze
- Lotussitz

Was Sie noch tun können:

- Baucheinzieher
- Knie- und Schenkelstreckung
- Pflug
- Zusammengerolltes Blatt

Mond in den Fischen

Der Fischemond beeinflusst die Knöchel, Füße und die Zehen.

Nutzen Sie an diesen Tagen die Chance, besonders sensibel auf Ihre inneren Vorgänge zu achten.

Passende Asanas an diesen Tagen:

- Rumpfbeuge im Stehen
- Zehentwist
- Knöchelbeuge
- Zehenbalance
- Querbalken
- Sitzender Held
- Japanischer Diamantsitz
- Beckenstreckung
- Knie-und Schenkelstreckung
- Kobra auf Zehenspitzen
- Zusammengerolltes Blatt
- Kerze
- Lotussitz

Was Sie noch tun können:

- Gönnen Sie sich doch heute ein Fußbad
- oder eine Fußmassage.

Teil 3:

Die Asanas und ihre Ausführung

Die Atemasanas

Die Atmung ist eigentlich ein eigener Bereich im Yoga, aber Atemasanas gehören unbedingt in ein solches Programm. Wir legen zu wenig Wert auf eine korrekte Atmung, halten z. B. zu oft den Atem an oder atmen stoßweise oder zu flach. Die meisten Menschen wissen nicht, was für eine wichtige Energiequelle sie sich damit vorenthalten.

Im Folgenden habe ich 4 Atemasanas zusammengestellt.

Wechselseitige Nasenatmung
(Surya Bhedana Pranayama)

Eine Asana für:

- Beruhigung des Nervensystems
- Hilfe bei Schlaflosigkeit
- Entspannung und Erfrischung des Körpers
- Blutreinigung und Anreicherung des Körpers mit Sauerstoff
- Linderung von Kopfschmerzen
- Förderung der Verdauung
- Hilfe bei Angst- und Depressionsphasen
- Hilfe bei Schnupfen.

Ausführung:

- Setzen Sie sich aufrecht in den Lotussitz.
- Heben Sie Ihre rechte Hand und verschließen Sie mit dem Ringfinger Ihr linkes Nasenloch.
- Atmen Sie tief durch das rechte Nasenloch ein und zählen Sie dabei langsam bis 4. (4 Sekunden)
- Verschließen Sie nun mit dem Daumen Ihr rechtes Nasenloch und halten etwa 4 Sekunden die Luft an.
- Öffnen Sie das linke Nasenloch und atmen Sie etwa 4 Sekunden lang aus. Je länger, desto besser. Entleeren Sie Ihre Lungen vollständig.
- Atmen Sie nun wieder durch dieses (links) Nasenloch ein und zählen Sie dabei bis 4.
- Schließen Sie nun dieses Nasenloch wieder mit dem Ringfinger und halten den Atem 1-4 Sekunden lang an.
- Jetzt atmen Sie durch das **rechte** Nasenloch innerhalb von ca. 4 Sekunden aus.

- Dies ist ein vollständiger Atemturnus.
- Wiederholen Sie den Turnus, so oft Sie es wollen.
- Steigern Sie den Atemrhythmus von ca.4 Sekunden auf 8 Sekunden.

Anmerkung:

- Machen Sie diese Asana immer, wenn Sie nervös oder gereizt sind. Sie werden staunen, welche positive Wirkung sie auf Sie haben wird.

Reinigungsatmung (Kapalabhati)

Eine Asana für:

- Reinigung der Lungen, Stirnhöhlen, Nebenhöhlen und Atemwege
- Erleichterung bei Erkältungen
- Stärkung des Nervensystems
- Kräftigung von Lungen, Brustkorb und Bauch
- Reinigt das Blut und füllt es wieder mit Sauerstoff an
- Fördert die Verdauung
- Fördert die Funktionen von Leber, Milz und Bauchspeicheldrüse.

Ausführung:

- Setzen Sie sich aufrecht in den Lotussitz oder auf einen Stuhl.
- Atmen Sie tief ein, in dem Sie den Bauch ausdehnen. Holen Sie so viel Luft, wie es Ihnen innerhalb einer Sekunde möglich ist.
- Nun ziehen Sie den Bauch mit aller Gewalt zurück, die Luft sollte dabei richtig aus den Nasenlöchern heraus getrieben werden.
- Holen Sie wieder Luft, indem Sie den Bauch ausweiten und die Luft in das durch das Ausatmen entstandene Vakuum einschleusen.
- Das Ein- und Ausatmen sollte ziemlich schnell von sich gehen und ziemlich laut.
- Wiederholen Sie diese Asana zehnmal, machen Sie danach eine Tiefatmung und dann wieder zehnmal die Reinigungsatmung.

Anmerkung:

- Sie rauchen? Dann sollten Sie diese Asana täglich praktizieren.
- Wenn Ihnen schwindlig wird oder Sie an Bluthochdruck leiden, sprechen Sie bitte mit Ihrem Arzt.

- Ihr Bauch ist wie ein Blasebalg, der die Luft ausstößt und dann wieder einzieht.
- Eine sehr praktische Asana, wenn man vor einer Denkaufgabe steht, weil sie die Durchblutung des Gehirns fördert.

Tiefatmung (Sama Ortii Pranayama)

Eine Asana für:

- Neue Energie
- reinigt und reichert das Blut mit Sauerstoff an
- Entwickelt Brust und Zwerchfell
- Kräftigung von Lungen, Brustkorb und Bauch
- mehr Widerstandskraft gegen Erkältungen
- Beruhigung des Nervensystems
- Förderung der Verdauung
- Hilfe gegen Trägheit und "Burn-out-Syndrom"
- Hilfe gegen Depressionen.

Ausführung:

- Setzen Sie sich aufrecht in den Lotussitz oder auf einen Stuhl.
- Achten Sie darauf, dass Sie möglichst aufrecht sitzen.
- Atmen Sie nun ganz langsam, tief und bewusst durch die Nase ein.
- Nehmen Sie sich dazu 5 Sekunden lang Zeit, damit auch Ihre untere Lungenhälfte mit Luft gefüllt ist. Dehnen Sie dabei die Rippen und den Bauch möglichst weit aus.
- Nun füllen Sie ganz bewusst den oberen Teil der Lungen, dehnen Sie dabei den Brustkorb. Ihr Bauch wird dadurch ganz flach.
- Halten 1-5 Sekunden lang den Atem an.
- Atmen Sie ganz langsam wieder aus, bis Ihre Lungen komplett leer sind.
- Wiederholen Sie diese Asana 4-5mal.

Anmerkung:

- Diese Asana sollte möglichst lautlos von sich gehen, in einem gleichmäßigen Rhythmus.
- Konzentrieren Sie sich auf das Atmen.
- Diese Asana ist eine gute Vorbereitung zu einer Meditation.

Kühlende Atmung (Sitali Pranayama)

Eine Asana für:

- Kühlung des Körpers, wohltuend bei Fieber
- Reinigung des Blutes und Anreicherung mit Sauerstoff
- Vorbeugung gegen Atembeschwerden
- Förderung der Verdauung
- Hilfe, um den Appetit zu zügeln.

Ausführung:

- Setzen Sie sich aufrecht in den Lotussitz oder auf einen Stuhl.
- Strecken Sie die Zunge bis zu den Lippen heraus und formen Sie mit ihr eine kleine Rinne.
- Atmen Sie zischend durch diese Rinne ein.
- Halten Sie 1-5 Sekunden den Atem an.
- Atmen Sie durch die Nase wieder aus.
- Wiederholen Sie diese Asana fünfmal.

Anmerkung:

- Diese Asana können Sie mit Ihrem Kind lernen, so lange es gesund ist. Es beherrscht sie dann, wenn es einmal Fieber hat.
- Atmen Sie nicht heftig, sondern langsam und gleichmäßig ein. Weiten Sie dabei den Brustkorb und den Bauch.

Arm- und Beinstreckung (Virabhadrasana)

Eine Asana für:

- Dehnung und Streckung der gesamten Vorderseite des Körpers
- Eine anmutige Körperhaltung
- Bessere Konzentration durch Training des Gleichgewichts
- Lockerung der Oberschenkelmuskulatur

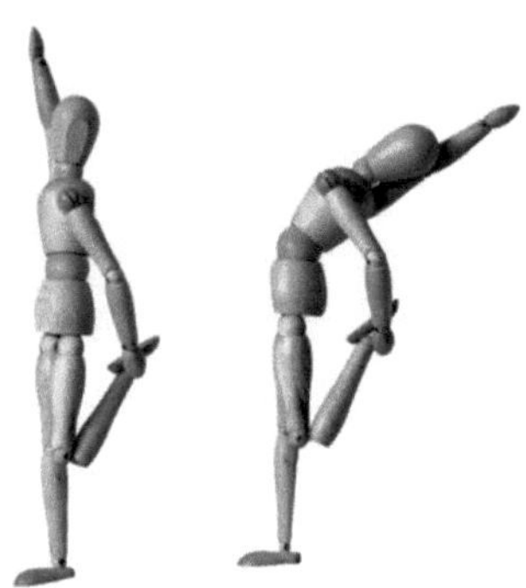

Ausführung:

- Stellen Sie sich gerade hin, die Knie leicht gebeugt, Fersen geschlossen und die Zehen leicht nach außen gerichtet.
- Heben Sie ganz langsam den rechten Arm, bis die Hand über ihrem Kopf ist. Die Ellenbogen sind ganz gestreckt
- Atmen Sie einmal tief durch und konzentrieren Sie sich.
- Beugen nun ihr linkes Bein, bis es ganz nahe an ihrem Gesäß ist. Verlagern Sie dabei Ihr Gewicht auf den rechten Fuß.
- Fassen Sie nun mit der linken Hand Ihren linken Fuß. (Abb.1)
- Wenn Sie sicher stehen, beugen Sie sich von der Taille aus nach hinten, in dem Sie zur gleichen Zeit an Ihrem Fuß ziehen und den rechten Arm, soweit es geht, nach hinten bewegen. Lassen Sie Ihren Kopf locker nach hinten fallen. (Abb.2)

- Bleiben Sie 5 Sekunden in dieser Stellung. Je öfter Sie diese Übung machen, umso mehr werden Sie sich steigern.
- Wiederholen Sie diese Asana auf jedem Bein 3x.

Anmerkung:

- Bewegen Sie sich langsam, werden Sie nicht hektisch, wenn Sie die Balance verlieren.
- Konzentrieren Sie sich.
- Schließen Sie <u>nicht</u> die Augen!

Baucheinzieher (Uddiyana Bandha)

Eine Asana für:

- Eine optimale Stärkung und Festigung der Bauchmuskulatur
- Eine schlanke Taille
- Eine regelmäßige Verdauung
- Massage der inneren Organe und Drüsen
- Eine verbesserte Durchblutung der gesamten Bauchgegend
- Einen besseren Stoffwechsel
- Jungen Müttern für die Rückbildung.

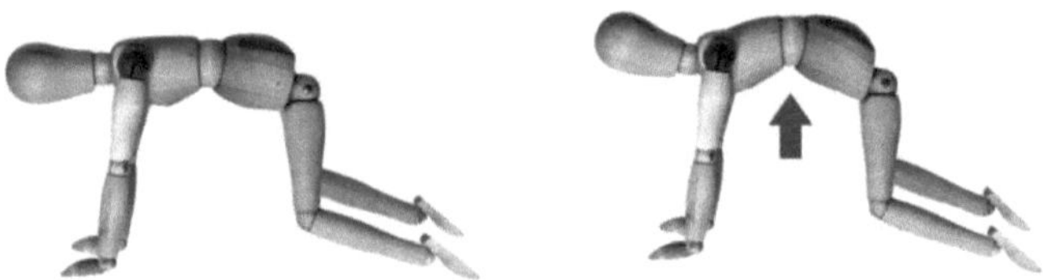

Ausführung:

- Knien Sie sich hin.
- Beugen Sie sich nach vorne, legen Sie Ihre Hände auf den Boden und verlagern Sie Ihr Gewicht darauf. (Abb. 1)
- Nun atmen Sie tief ein und wieder ganz tief aus, bis Sie das Gefühl haben, dass sich keine Luft mehr im Körper befindet.
- Sie halten nun den Atem an und ziehen den Bauch ein. Aber nicht nur tief nach innen, sondern auch nach oben. (Abb. 2)
- Es ist, als würden Sie Ihren Bauch unter das Zwerchfells ziehen.
- Dabei entsteht eine tiefe Aushöhlung in der Bauchgegend.
- Nun lassen Sie Ihren Bauch plötzlich heraus schnellen und ziehen ihn gleich wieder ein und hoch.

- Wenn sich bei Ihnen die Halsmuskeln anspannen, haben Sie alles richtig gemacht.
- Wiederholen Sie diese Übung so oft Sie es schaffen. Am Anfang werden es vielleicht nur 3-5 Wiederholungen sein, aber sie werden sich bestimmt auf über 10 steigern.
- Entspannen Sie die Bauchmuskulatur und atmen Sie mehrmals tief ein.
- Wenn Sie nach der Übung ausatmen müssen, läuft etwas falsch.
- Machen Sie diese Übung dreimal hintereinander.
- Wenn Sie abnehmen wollen oder eine schlaffe Bauchmuskulatur haben, sollten Sie diese Übung täglich wiederholen.

Anmerkung:

- Achten Sie darauf, dass Ihre Lungen wirklich leer sind, weil Sie einen Turnus während der gesamten Atempause schaffen müssen.
- Sie werden etwas Übung brauchen, um diese Asana zu begreifen und zu beherrschen.
- Gerade diese Asana sollten Sie niemals mit vollen Magen machen.
- Diese Asana ist für Schwangere überhaupt nicht geeignet!

Baum

Eine Asana für:

- Eine gute Durchblutung der unteren Extremitäten
- Eine gute Körperhaltung
- Straffe Bauchmuskulatur.

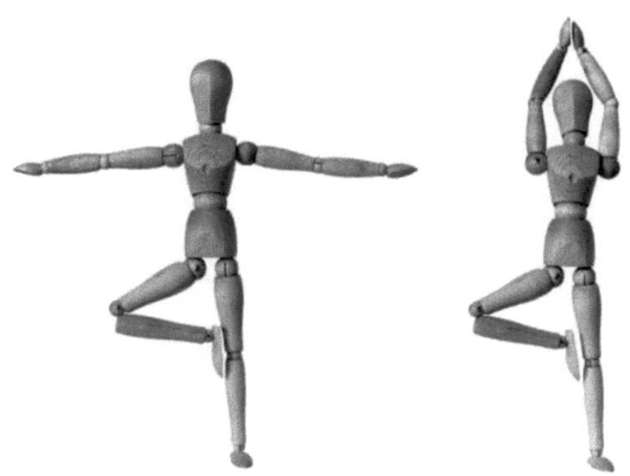

Ausführung:

- Stellen Sie sich mit geschlossenen Füßen hin. Die Arme sind seitlich ausgestreckt.
- Knicken Sie Ihr rechtes Bein ein und bringen Sie die Fußsohle an Ihren linken Schenkel. (Abb. 1)
- Gehen Sie mit der Ferse so weit wie möglich in Richtung Schritt und lassen Sie sie dort. Dabei zeigt das Knie zur Seite.
- Legen Sie die Handflächen aneinander und heben so Ihre Hände ausgestreckt über den Kopf. (Abb. 2)
- Balancieren Sie so lange wie möglich und achten Sie auf Ihre Atmung.
- Senken Sie zuerst die Hände und dann den Fuß und entspannen Sie sich.
- Wiederholen Sie die Asana auf der anderen Seite.

- Wiederholen Sie die Asana insgesamt zweimal pro Seite.

Anmerkung:

- Mogeln erlaubt: Tragen Sie am Anfang Anti-Rutsch-Socken. Später werden Sie sie nicht mehr brauchen.
- Üben Sie mit ausgestreckten Armen Ihr Gleichgewicht und machen Sie erst dann weiter, wenn Sie sicher sind.
- Der Gleichgewichtssinn kann wie ein Muskel trainiert werden.

Becken-Streckung

Eine Asana für:

- Entspannt
- Streckt und festigt Schenkel, Hüften, Bauch
- Stärkung des Rückens
- Anregung der Drüsenfunktion und der Unterleibsorgane
- Zur Linderung aller Frauenbeschwerden
- Gelenkigkeit der Wirbelsäule
- Entwicklung der Brustmuskulatur und Weitung des Brustkastens
- Verbesserung der Haltung
- Streckung und Entspannung der Füße und Fußknöchel

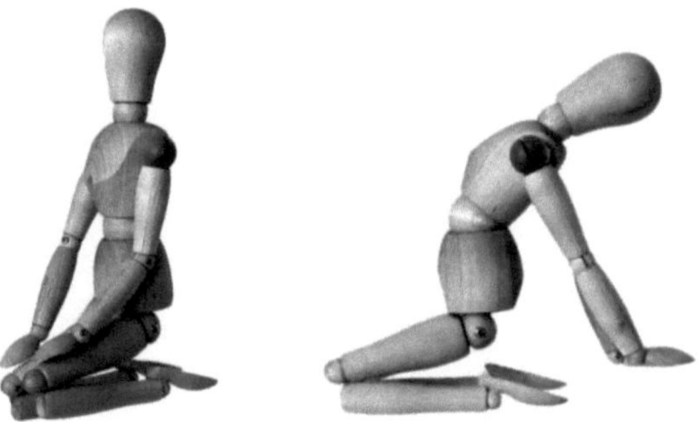

Ausführung:

- Knien Sie sich mit geschlossenen Füßen auf die Fersen. (Abb. 1)
- Legen Sie Ihre rechte Hand hinter sich auf den Boden. Dabei zeigen die Finger nach hinten und die Ellenbogen sind durchgedrückt. (Abb. 2)
- Die linke Hand platzieren Sie genauso. Nun sollten beide Hände in gerader Linie von den Schultern auf dem Boden ruhen.
- Lassen Sie Ihren Kopf langsam nach hinten fallen.

- Nun drücken Sie Ihr Becken nach vorne und nach oben, so dass sich Ihr Gesäß erhebt.
- Bleiben Sie 5-30 Sekunden in dieser Stellung. Atmen Sie dabei normal.
- Jetzt gehen Sie wieder langsam zurück in die Ausgangsposition und von da aus zur Entlastung Ihres Rückens in die Stellung des "Zusammengerollten Blatts".
- Wiederholen Sie diese Asana zweimal

Anmerkung:

- Machen Sie diese Asana langsam.
- Machen Sie diese Asana nur bis zu dem Punkt, an dem Sie keine Schmerzen haben. Sie werden Sie mit der Zeit immer besser beherrschen.
- Mit der Zeit wird es Ihnen gelingen, sich auf Ihre Ellenbogen und Schultern aufzustützen.
  Wenn nicht, oder wenn sich Ihr Gesäß gar nicht oder nur wenig erhebt, ist es auch OK!

Beinhebung

Eine Asana für:

- Festigung und Reduzierung der Schenkel, Hüften und Gesäß.
- Formung der Taille.
- Entspannung der Beckengegend.

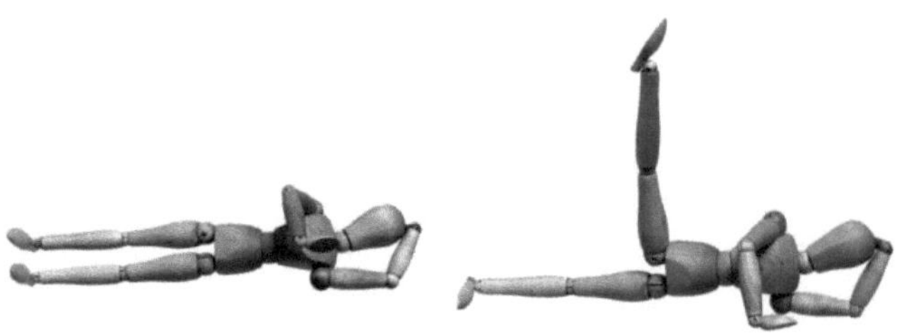

Ausführung:

- Legen Sie sich auf die rechte Seite, die Beine sind geschlossen.
- Mit der rechten Hand stützen sie den Kopf ein wenig auf, die linke Hand liegt zur Unterstützung vor Ihnen. (Abb. 1)
- Während Sie sich abstützen, heben Sie nun während des Einatmens das linke Bein langsam soweit als möglich nach oben. (Abb. 2)
- Verharren Sie in dieser Stellung so 5-20 Sekunden, atmen Sie dabei normal.
- Senken Sie beim nächsten Ausatmen wieder langsam das Bein und ruhen Sie sich aus.
- Nun heben Sie während des Einatmens beide Beine gleichzeitig langsam nach oben, Knie und Knöchel bleiben zusammen. (Abb. 3)
- Bleiben Sie 5-10 Sekunden in dieser Stellung und senken Sie die Beine langsam.
- Wiederholen Sie diese Asana auf der anderen Seite.

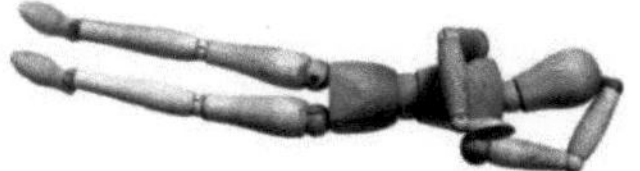

Anmerkung:

- Üben Sie nur so weit, wie Sie es ohne Schmerzen schaffen. Sie sind nicht beim Ballett.
- Ihr Körper muss eine gerade Linie bilden.
- Achten Sie darauf, dass Sie nicht ins Hohlkreuz kommen, wenn Sie Ihr Bein heben oder senken.

Bein-Überschlag (Krokodil)

Eine Asana für:

- Abbau von Fettpolstern
- Sanfte Massage von Leber, Bauchspeicheldrüse und Milz
- Förderung der Verdauung und Erleichterung bei Gastritis
- Festigung und Formung der Unterleibsorgane
- Abbau von Stauungen im unteren Teil des Rückens und Hüfte.

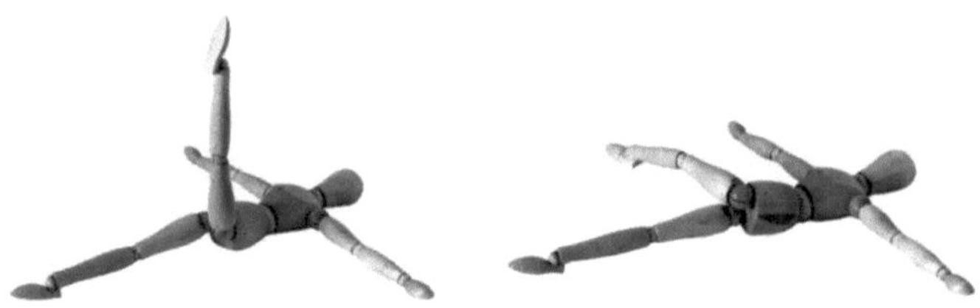

Ausführung:

- Legen Sie sich bequem auf den Rücken, die Arme zur Seite gestreckt.
- Heben Sie langsam Ihr linkes Bein, bis es senkrecht nach oben zeigt. Dabei muss das Bein durchgestreckt sein. (Abb.1)
- Führen Sie dieses Bein über Ihren Körper nach rechts und versuchen Sie, mit dem Fuß auf der rechten Seite den Boden zu berühren. (Abb.2)
- Wichtig ist, dass Ihre beiden Schultern fest auf dem Boden bleiben.
- Wenn Sie Ihr Bein in der Ihnen möglichen Position gebracht haben, drehen Sie Ihren Kopf auf die linke Seite.
- Bleiben Sie in dieser Stellung 5-30 Sekunden.
- Heben Sie Ihr Bein wieder langsam nach oben und kehren zurück zur Ausgangsstellung.
- Wiederholen Sie diese Asana mit dem rechten Bein.
- Wiederholen Sie diese Asana zweimal, aber diesmal mit beiden Beinen parallel. (Abb.3)

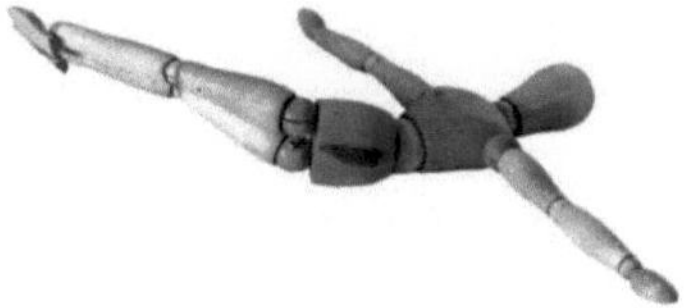

Anmerkung:

- Achten Sie auf ausreichend Platz
- Während Sie Ihr Bein auf die andere Seite bringen, bleibt Ihr Körper fest auf dem Boden liegen. Achten Sie besonders auf Ihre Schultern.
- Drehen Sie Ihren Kopf immer in die entgegengesetzte Richtung.

Berg

Eine Asana für:

- Beruhigung des Nervensystems
- Förderung der Verdauung
- Formung und Festigung der Bauchmuskulatur und des Rumpfs
- Stärkung der Wirbelsäule
- In Verbindung mit einer Atemübung Stärkung der Lungen
- Abbau von Spannungen.

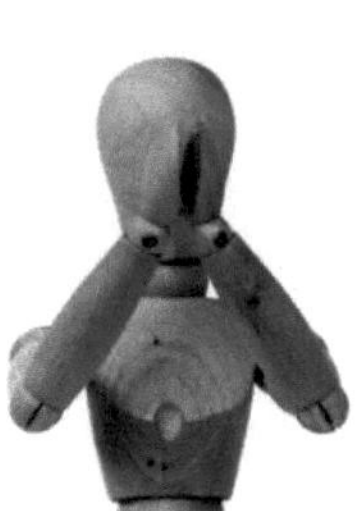 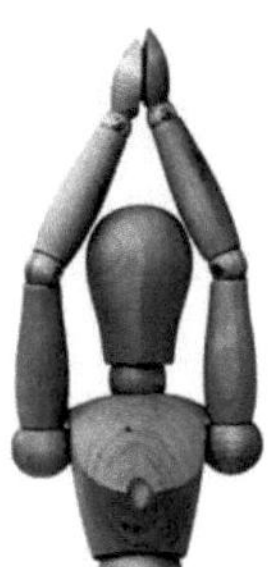

Ausführung:

- Setzen Sie sich aufrecht in den Schneidersitz (Lotussitz).
- Legen Sie die Handflächen wie zu einem Gebet vor Ihrem Brustkorb zusammen. (Abb. 1)
- Drücken Sie die Handflächen fest gegeneinander und strecken Sie dabei die Arme langsam über den Kopf.
- Strecken Sie sich noch ein bisschen mehr, als wollten Sie mit Ihren Fingerspitzen den Himmel erreichen. (Abb. 2)
- Bleiben Sie 5-30 Sekunden in dieser Stellung. Atmen Sie normal.
- Senken Sie Ihre Arme wieder ganz langsam.
- Entspannen Sie sich und wiederholen Sie diese Übung zweimal.

Anmerkung:

- Um eine optimale Dehnung des Rückens zu erreichen, müssen Sie ihn wirklich ganz gerade halten.
- Halten Sie den Atem nicht an!
- Sie können diese Übung auch sehr gut in einer Arbeitspause machen, um ihre Schultern zu lockern und neue Energie zu tanken.
- Auch wenn man es dieser Übung nicht ansieht: Führt man sie richtig aus, kann sie ziemlich anstrengen!
- Sie können diese Übung sehr gut als Atemübung ausführen: Atmen sie während Sie die Arme nach oben strecken ein, verharren 5 Zähler bei angehaltenen Atem und atmen Sie beim Senken der Arme wieder aus. Unten verharren Sie wieder 5 Zähler usw.

Blume

Eine Asana für:

- Hilfe bei Gliederschmerzen und Lockerung von steifen Fingern.
- Vorbeugung von Gelenkverwachsungen
- Gute Durchblutung bei kalten Händen.

Ausführung:

- Setzen Sie sich aufrecht in den Schneidersitz (Lotussitz).
- Machen Sie mit beiden Händen eine feste Faust.
- Jede Ihrer Hände ist nun eine Blume, die sich in der Morgensonne öffnet.
  Versuchen Sie mit starkem Gegendruck Finger für Finger einzeln zu öffnen.
- Biegen Sie Ihre Finger ganz nach hinten.
- Schließen Sie nun ihre Finger mit starkem Gegendruck wie bei der Öffnung.
- Entspannen Sie Ihre Hände und schütteln Sie sie aus.
- Nun spreizen Sie Ihre Finger und drücken jeden Finger einzeln gegen die Handfläche der anderen Hand. Verharren Sie jeweils 2 Sekunden lang.
- Wiederholen Sie die ganze Übung zweimal.

Anmerkung:

- Dies ist eine tolle Übung für Klavierspieler, aber auch Menschen, die viel Schreibmaschine (Computertastatur) schreiben oder Handarbeiten machen.
- Wenn Ihre Gelenke schmerzen, dann führen Sie diese Übungen im warmen Wasser aus. Das lindert ein wenig die Schmerzen, die Wirkung bleibt die gleiche.

Bogen

Eine Asana für:

- Schmerzerleichterung bei Bandscheibenschäden (vorher Arzt oder Therapeuten fragen!)
- Formung und Festigung der Muskeln in Bauch, Armen, Beinen und im Rücken
- Den Brustkorb und dessen Muskulatur
- Mehr Gelenkigkeit, besonders am Rücken
- Reduzierung von Fettpolstern an Hüften und Gesäß
- Förderung der Verdauung
- Verbesserung der Haltung.

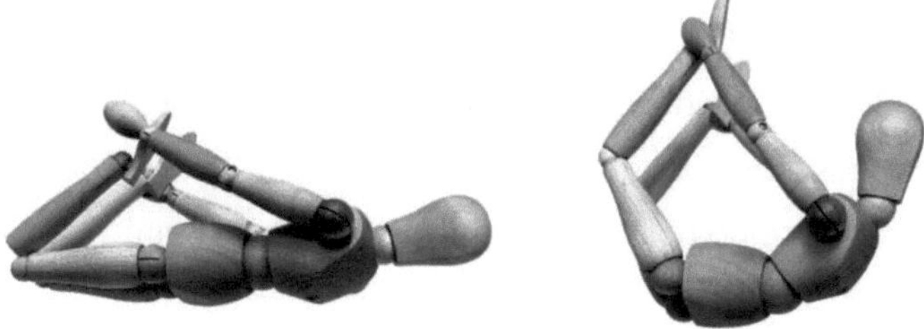

Ausführung:

- Legen Sie sich auf den Bauch, die Arme liegen dabei am Körper.
- Winkeln Sie Ihre Knie an und bringen Sie die Füße so nah wie möglich an Ihr Gesäß.
- Umfassen Sie mit Ihren Händen Ihre Knöchel, einem nach dem anderen. (Abb.1)

- Heben Sie Ihre Knie vom Boden hoch, indem Sie die Knöchel von den Händen weg und nach oben ziehen. Dabei halten Ihre Hände die Knöchel weiterhin ganz fest.
- Heben Sie gleichzeitig den Kopf. (Abb. 2)
- Atmen Sie normal weiter, genießen Sie dabei das leichte Schaukeln, es ist eine wundervolle Bauchmassage.
- Verharren Sie so 5-10 Sekunden lang, steigern Sie sich im Laufe der Zeit auf 30 Sekunden.
- Gehen Sie ganz, ganz langsam in die Ausgangsstellung zurück, entspannen Sie sich.
- Wiederholen Sie diese Asana zweimal.

Anmerkung:

- Gehen Sie ganz langsam in die Asana und wieder genauso langsam hinaus.
- Lassen Sie sich nicht zurückschnellen, sonst hätten Sich diese Asana eigentlich sparen können.
- Der Bogen ist eine der wichtigsten Asanas, die es gibt.

Brunnen

Eine Asana für:

- Schöne, schlanke Hüften und Taille
- Eine gute Durchblutung der Arme
- Dehnung des Körpers
- Entspannung.

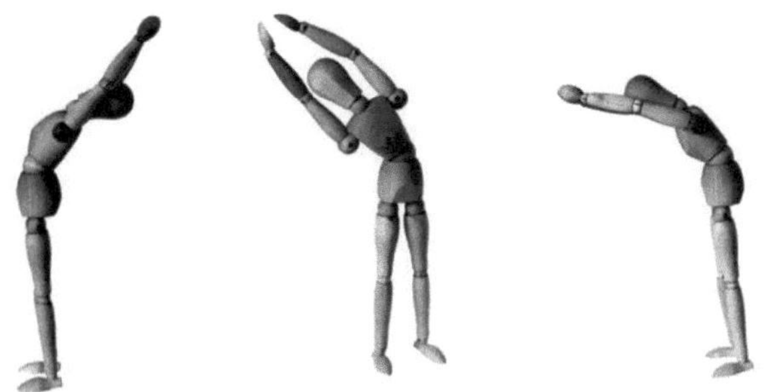

Ausführung:

- Stellen Sie sich mit leicht geöffneten Füßen hin. die Knie sind nicht durchgedrückt, die Hände sind vorne leicht gefaltet.
- Erheben Sie langsam die gefalteten Hände über den Kopf und beugen Sie sich von der Taille aus leicht nach hinten (soweit es geht). Der Kopf hängt auch locker nach hinten. (Abb. 1)
- Bleiben Sie so einige Sekunden, vergessen Sie nicht zu atmen.
- Beschreiben Sie nun von der Taille aus mit Ihrem Körper einen möglichst großen Kreis. Fangen Sie auf der linken Seite an, beugen Sie sich dann langsam nach vorne und dann nach rechts .(Abb. 2, Abb. 3)
- Verharren Sie in jeder Position einige Sekunden lang.
- Entspannen Sie sich und wiederholen dann die Asana in die andere Richtung.

- Wiederholen Sie die gesamte Asana noch zweimal.

Anmerkung:

- Spannen Sie Ihre Gesäß- und Beckenbodenmuskeln an, dass erhöht die Wirkung.
- Diese Asana ist wunderbar zur Entspannung und Einstimmung für Ihre Yogasitzung, weil sie einem die Hektik des Tages nimmt.

Brust-Expander

Eine Asana für:

- Entwicklung des Brustkorbs
- Entspannung im Nacken, Schultern und im oberen Rücken
- neue Energie
- Straffung der Bauchmuskulatur
- Verbesserung der Haltung
- Dehnung der Lungen
- Durchblutung des Kopfes.

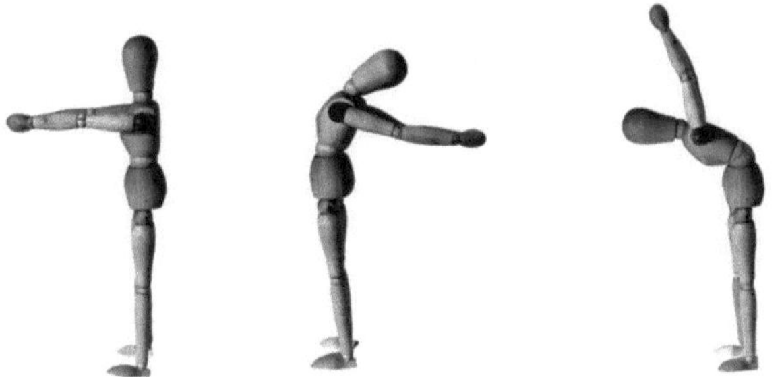

Ausführung:

- Stellen Sie sich mit leicht gespreizten Beinen hin, die Arme sind nach vorne ausgestreckt, die Handflächen liegen aufeinander. (Abb. 1)
- Bringen Sie die Arme mit einer weiten, anmutigen Bewegung nach hinten, schließen die dort hinter Ihrem Rücken die Hände.
- Lassen Sie den Kopf in den Nacken fallen und beugen Sie sich, soweit es geht, von der Taille aus mit dem Oberkörper nach hinten.
- Bleiben Sie etwa 5 Sekunden in dieser Stellung. (Abb. 2)
- Nun beugen Sie sich wieder langsam von der Taille aus nach vorne. Lassen Sie Ihren Kopf nach vorne fallen und lassen Sie Ihren Oberkör-

per von seinem Gewicht nach unten ziehen. (Abb. 3, Karlheinz schafft es nicht weiter, Sie aber bestimmt nach einiger Übung)

- Bleiben Sie etwa 10 Sekunden in dieser Stellung und atmen Sie normal.
- Gehen Sie wieder in die Ausgangsposition und entspannen Sie sich.
- Wiederholen Sie alles noch zweimal.

Anmerkung:

- Egal, was Sie tun: Tun Sie es niemals ruckartig oder schnell!!!
- Versuchen Sie niemals mit Gewalt, Ihren Kopf näher zu den Knien zu bekommen. Wenn es sein muss, kann er auch auf halber Höhe baumeln. Sie werden mit der Zeit sowieso immer besser und gelenkiger werden.
- Schließen Sie nicht die Augen.

Dreieck

Eine Asana für:

- Milderung von Rückenschmerzen
- Entwicklung des Brustkorbs
- Erleichterung bei Menstruationsbeschwerden
- Kräftigung von Hüft-, Schenkel- und Beinmuskulatur
- Massage der Unterleibsorgane
- Eine schlanke Taille.

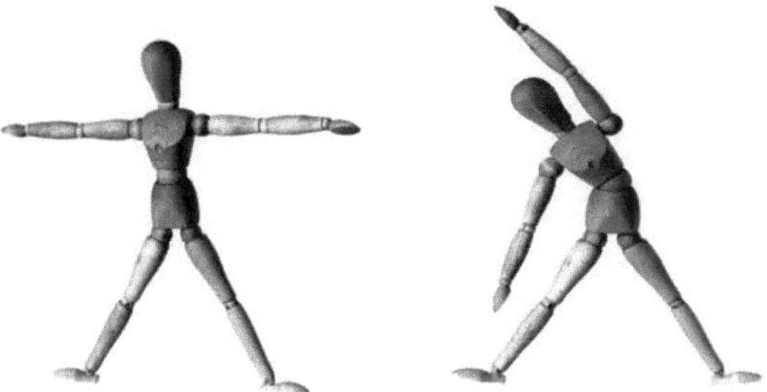

Ausführung:

- Stellen Sie sich mit weit gespreizten Beinen hin.
- Strecken Sie die Arme parallel zum Boden aus.
- Drehen Sie Ihren rechten Fuß um 90° nach außen, den linken leicht nach links. (Abb. 1)
- Beugen Sie Ihren Körper langsam nach rechts.
- Umfassen Sie mit der rechten Hand das rechte Bein so weit unten, wie möglich. (Abb. 2)
- Heben Sie den linken Arm nach oben, bis er mit dem linken Arm eine gerade Linie bildet. Blicken Sie hoch zu Ihrer linken Hand.
- Bleiben Sie in dieser Position 10 - 30 Sekunden, atmen Sie dabei normal.

- Richten Sie sich wieder langsam auf.
- Wiederholen Sie die Asana zur anderen Seite.
- Wiederholen Sie die gesamte Asana noch zweimal.

Anmerkung:

- Bei dieser Asana sollten Sie ausnahmsweise die Knie durchgedrückt halten.
- Es ist nicht wichtig, wie weit Sie nach unten kommen. Viel wichtiger ist, dass Sie diese Asana korrekt ausführen.
- Strecken Sie Ihre Schultern, während Sie in der Position verharren.
- Diese Asana wird Sie an eine Gymnastikübung erinnern, der Unterschied liegt im Verharren in der Streckung.

Ellenbogenschwung

Eine Asana für:

- Linderung bei rheumatischen Beschwerden und Gelenkentzündungen
- Entspannung
- Gelenkige Arme.

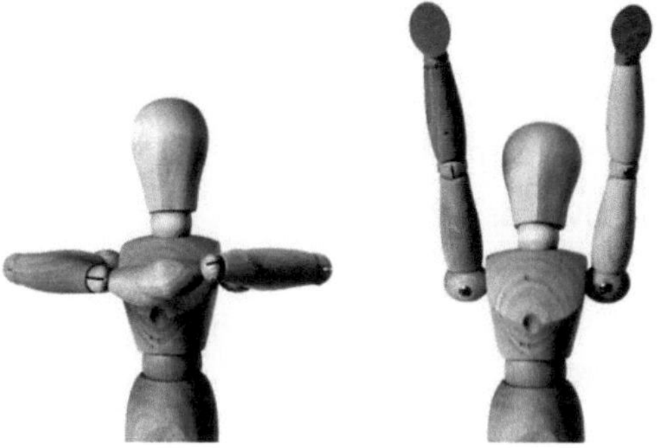

Ausführung:

- Setzen Sie sich bequem in den Schneidersitz (Lotussitz)
- Beugen Sie Ihre Ellenbogen und heben Sie sie auf die Höhe Ihrer Schultern. Dabei sind die Hände locker geballt. (Abb. 1)
- Lassen Sie Ihre Ellenbogen einrasten, in dem Sie die Arme plötzlich nach vorn schnellen lassen. (Abb. 2)
- Entspannen Sie sich für einen Moment und wiederholen Sie die Asana fünfmal.

Anmerkung:

- Eine der wenigen Asanas, bei der Sie sich schnell und ruckartig bewegen dürfen und sollen.
- Lassen Sie Ihre Arme so nach vorne schnellen, als ob Sie etwas wegwerfen wollen.

Fisch

Eine Asana für:

- Asthmatiker oder Menschen mit Atembeschwerden, weil es die Atemwege öffnet und stärkt
- Eine Stimulierung der Schilddrüse und somit zur Gewichtskontrolle
- Lockerung und Entspannung der Nackenpartie und den oberen Teil des Rückens
- Anregung der Verdauung
- Erleichterung bei Hämorrhoiden
- Durchblutung des Kopfes

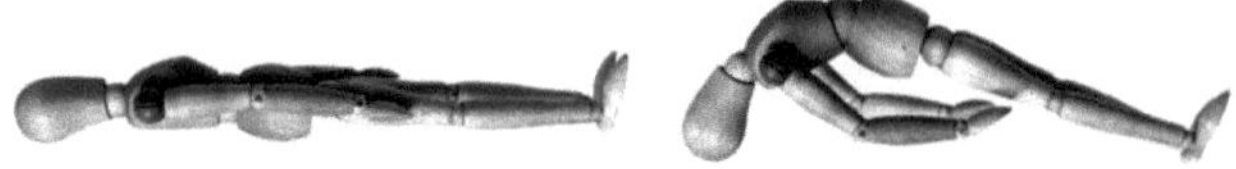

Ausführung:

- Legen Sie sich mit ausgestreckten Beinen auf den Boden.
- Ihre Hände liegen mit dabei mit den Handflächen nach unten, halb unter dem Gesäß und Ihre Ellbogen sind leicht angewinkelt.
- Nun verlagern Sie Ihr Gewicht auf die Ellbogen und machen Sie ein Hohlkreuz, so dass Ihr Brustkorb sich halbrund nach oben hebt.
- Beugen Sie nun den Kopf so weit zurück, wie es Ihnen angenehm ist.
- Die Hauptlast von Ihrem Gewicht sollte von Ihrem Gesäß und Ellbogen getragen werden.
- Verharren Sie, so lange Sie können, optimal wären 5-60 Sekunden.
- Wichtig: Atmen Sie normal
- Kommen Sie ganz langsam wieder aus dieser Stellung heraus und entspannen Sie sich.
- Wiederholen Sie diese Asana noch zweimal

Anmerkung:

- Achten Sie auf die korrekte Gewichtsverlagerung auf Gesäß und Ellbogen.
- Ihre Beine müssen vollkommen gestreckt sein!
- Diese Asana ist eine hervorragende Ergänzung zu den Asanas Kerze und Pflug.

Gespreizte Beinstreckung (Prasarita Padotanasana)

Eine Asana für:

- Dehnung und Festigung der Beinsehnen
- Entspannung des ganzen Körpers
- Bessere Durchblutung der gesamten Beckengegend
- Etwas Schmerzerleichterung bei Gicht
- Frauen bei Menstruationsbeschwerden und Förderung der Eierstöcke.
- Bessere Gelenkigkeit der Wirbelsäule.

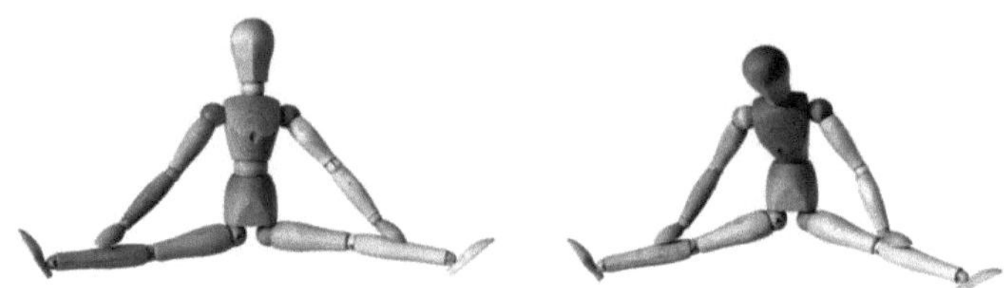

Ausführung:

- Setzen Sie sich mit weit gespreizten und ausgestreckten Beinen auf den Boden.
  (Abb. 1)
- Legen Sie auf jedes Bein eine Hand und lassen Sie beide Hände langsam in Richtung der Zehen gleiten.
- Nun beugen Sie sich Wirbel für Wirbel von der Taille aus nach vorn.
- Greifen Sie mit den Händen den Teil der Beine, den Sie ohne Anstrengung fassen können. (Und wenn es nur das Knie ist!)
  (Abb. 2, Karlheinz schafft es nicht weiter und etwas schief ist er auch noch!)

- Dann lassen Sie Ihren Kopf nach vorne fallen und beugen dabei die Ellbogen nach oben. Dabei wird die Wirbelsäule noch ein bisschen besser gedehnt.
- Verharren Sie in dieser Stellung 5-30 Sekunden.
- Richten Sie sich ganz langsam aus dieser Stellung wieder auf und entspannen Sie sich.
- Wiederholen Sie diese Asana noch zweimal

Anmerkung:

- Gehen Sie sicher, dass Sie auf dem Becken sitzen und nicht auf dem Steißbein.
- Drücken Sie Ihre Knie durch, um die Beine optimal zu strecken.
- Machen Sie keine ruckartigen Bewegungen!!!
- Wenn Sie sehr gut sind, d.h. sehr gelenkig, können Sie mit Ihrem Kopf den Boden berühren. Aber nur dann!!!

Haltungsgriff (Kuhkopfstellung)

(60 Mukhasana Variation)

Eine Asana für:

- Erleichterung bei Schleimbeutelentzündung und verspannten Schultern.
- Verbesserung der Haltung
- Formung und Stärkung der Oberarme
- Training der Schultermuskulatur und des oberen Rückens.
- Erweiterung des Brustkorbs.

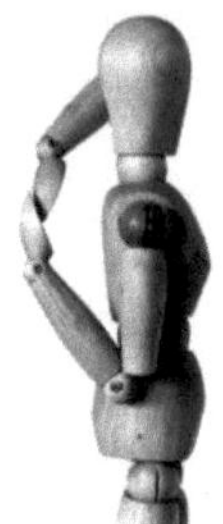 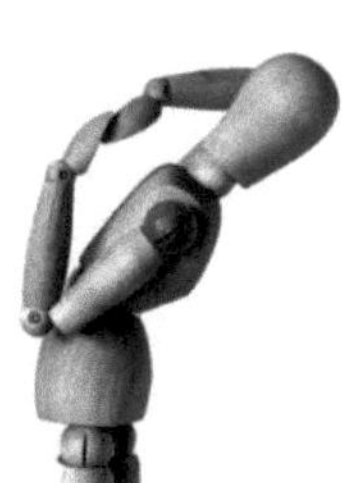

Ausführung:

- Setzen Sie sich bequem und gerade hin, am besten in den Diamantsitz.
- Legen Sie Ihre linke Hand auf den Rücken, aber so, dass die Handflächen nach außen zeigen. Schieben Sie diese Hand soweit nach oben, wie es geht.
  (Abb. 1)
- Strecken Sie Ihre rechte Hand aus, biegen Sie die Ellbogen ein und führen Sie diese Hand von oben zum Rückgrat.
- Versuchen Sie nun, Ihre beiden Hände zueinander zu bringen, in dem Sie beide Hände von oben, bzw. von unten Stückchen um Stückchen zueinander bewegen, bis sich die Finger berühren und Sie sie fassen können. (Abb. 2)

- Bevor Sie sich die Schulter ausrenken, nehmen Sie ein Tuch zur Hilfe!
- Bleiben Sie in dieser Position 10-30 Sekunden.
- Versuchen Sie, mit den Händen (Armen) Auf- und Abwärtsbewegungen zu machen.
- Oder versuchen Sie, den Oberkörper zu beugen, bis Sie mit Ihrem Kopf die Knie berühren.
- Entspannen Sie sich und wiederholen Sie die Asana auf der anderen Seite.
- Wiederholen Sie diese Asana noch zweimal

Anmerkung:

- Konzentrieren Sie sich auf die steifere Seite, aber überanstrengen Sie sich nicht.
- Dies ist eine hervorragende Asana, wenn Sie viel am Schreibtisch arbeiten und verspannt sind.

Hand-an-die-Wand

Eine Asana für:

- Festigung und Formung der Brustmuskulatur
- Modulierung des Busens
- Stärkung von Armen und Schultergelenken.
- Hilfe bei verspannten Schultern.

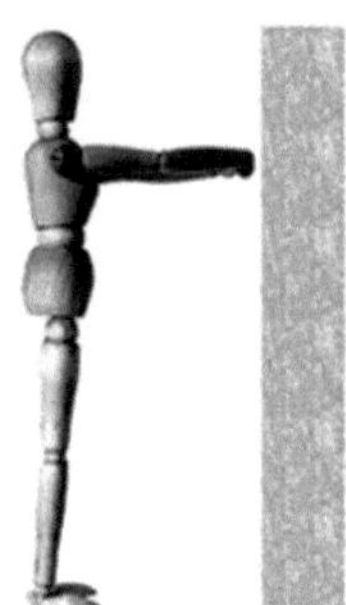

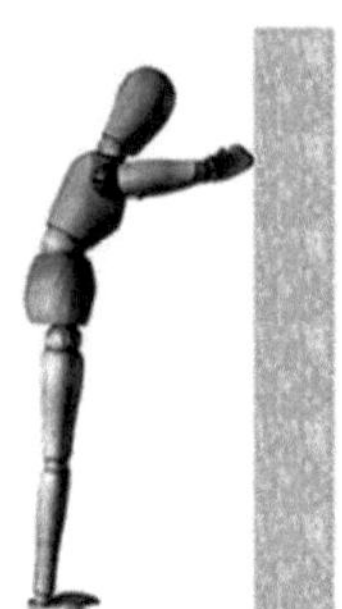

Ausführung:

- Stellen Sie sich aufrecht vor eine Wand, in einem Abstand von etwas weniger als einer Armlänge.
- Legen Sie Ihre Handflächen fest gegen die Wand, die Fingerspitzen berühren sich leicht. (Abb. 1)
- Beugen Sie langsam die Ellbogen, lassen Sie aber den Körper dabei ganz gerade.
- Nun drücken Sie - mehr mit den Handflächen - gegen die Wand. Dadurch schaffen Sie einen Gegendruck zu Ihrem ganzen Körper, der sich dabei langsam der Wand nähert. (Abb.2)
- Nähern Sie sich der Wand so nahe, bis Sie sie mit der Stirn berühren.
- Kontrollieren Sie dabei Ihren Körper: Er muss eine gerade Linie bilden, Sie machen kein Hohlkreuz.
- Vergessen Sie nicht zu atmen.

- Verharren Sie noch 5-15 Sekunden in dieser Position und drücken sich dann wieder langsam zurück.
- Wiederholen Sie diese Asana noch zweimal

Anmerkung:

- Ob Büro, Hotelzimmer oder Gästetoilette: Es gibt keinen Ort, an dem Sie diese Asana nicht machen könnten.
- Es ist wirklich entscheidend, dass Sie Ihren Körper ganz gerade halten!

Halbe Heuschrecke (Boot) (Salabhasana)

Eine Asana für:

- Hilfe bei Bandscheibenschäden (Arzt oder Therapeuten bitte vorher befragen!)
- Straffung des Gesäß
- Festigung und Reduzierung der Hüften
- Förderung der Verdauung
- Blase und Sexualorgane
- Dehnung der Wirbelsäule
- Linderung von Schmerzen im Kreuzbein- und Lendenbereich.
- Einen flachen und festen Bauch.

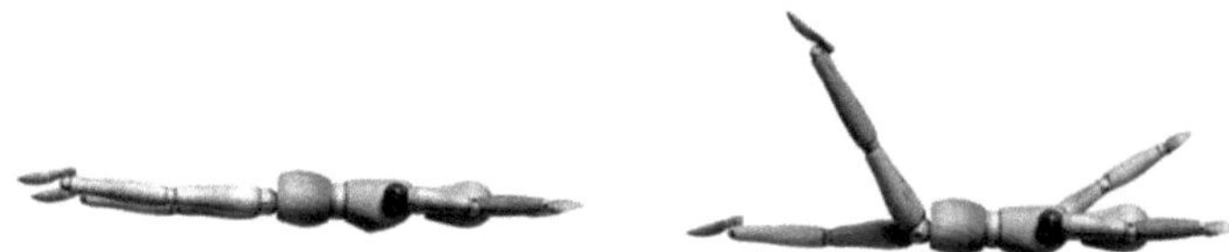

Ausführung:

- Legen Sie sich auf den Bauch, die Arme liegen dicht am Körper und die Hände knapp unter dem Beckenknochen.
  (Abb. 1)
- Erheben Sie ganz langsam das rechte Bein. Verharren Sie so 5 Sekunden. (Abb. 2)
- Gehen Sie in die Ausgangsposition zurück und wiederholen Sie diese Streckung auf der anderen Seite.
- Kneifen Sie nun Ihre Gesäßmuskulatur zusammen und Sie beide Beine. (Abb. 3)
- Achten Sie auf geschlossene Beine und auf die Atmung.

- Verharren Sie 5-30 Sekunden.
- Wiederholen Sie dies komplette Asana noch einmal.

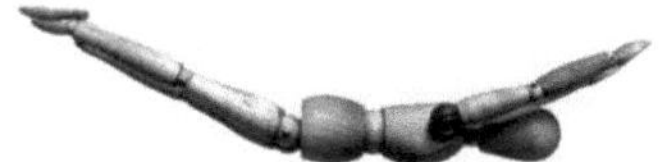

Anmerkung:

- Halten Sie die Beine geschlossen.
- Geben Sie nicht auf, wenn Sie sich nur wenig erheben können. Mit der Zeit werden Sie sich steigern.
- Machen Sie zum Schluss zur Entspannung die Asana „Zusammengerolltes Blatt".

Japanischer Diamantsitz (Virasana Variation)

Eine Asana für:

- Entspannung der Fußknöchel, des gesamten Fußes, besonders des Spanns
- Dehnung der Oberseite der Schenkel
- Biegsame Kniegelenke
- Eine Wohltat bei leichten Krampfadern und müden Beine zur Beruhigung.

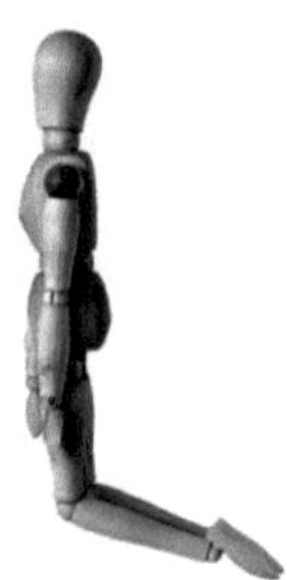

Ausführung:

- Knien Sie sich aufrecht mit geschlossenen Füßen auf den Boden, die Zehenspitzen zeigen nach hinten.
- Setzen Sie sich langsam und vorsichtig auf Ihre Fersen.
- Versuchen Sie, sich zu entspannen. Ihr gesamtes Gewicht ist dabei auf den Fersen.
- Halten Sie Ihren Rücken absolut gerade und atmen Sie normal.
- Legen Sie Ihre Hände auf Ihre Schenkel.
- Variation: Lassen Sie Ihre Fersen auseinander fallen, wobei die Zehen aber immer noch zueinander zeigen und setzen Sie sich in dieses "Nest".

Anmerkung:

- Achten Sie auf einen geraden Rücken!
- Setzen Sie sich so oft es geht in dieser Stellung.
  Das Sitzen auf Stühlen ist eigentlich Gift für den Rücken.

Kamel (Ustrasana)

Eine Asana für:

- Eine bewegliche Wirbelsäule und Kräftigung des Rückens
- Beseitigung von Hängeschultern
- Verbesserung der Haltung.
- Bringt neue Energie.

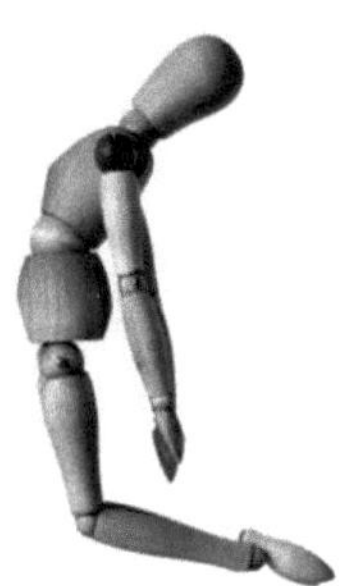

Ausführung:

- Knien Sie sich aufrecht mit geschlossenen Füßen auf den Boden, die Fußspitzen zeigen nach hinten.
- Legen Sie die Arme in Taille und beugen Sie sich langsam nach hinten.
- Strecken Sie dabei Ihr Becken nach vorne.
- Lassen Sie Ihren Kopf nach hinten fallen.
- Nun lassen Sie Ihre rechte Hand über der rechten Ferse, Ihre linke Hand über Ihrer linken Ferse baumeln. (Abb. 1)
- Wenn es möglich ist, legen Sie Ihre Hände auf Ihre Fußsohlen.
- Kneifen Sie Ihr Gesäß zusammen und strecken Sie Schenkel und Becken weit nach vorn. (Abb. 2)
- Atmen Sie normal.
- Bleiben Sie so lange wie möglich in dieser Position, optimal wären 5-30 Sekunden.

- Wiederholen Sie diese Asana zweimal.

Anmerkung:

- Beugen Sie sich nur so weit nach hinten, wie es Ihnen ohne Schmerzen möglich ist. Ansonsten versuchen Sie lieber die Beckenstreckung.
- Wenn Ihre Arme irgendwo in der Luft hängen (so zwischen Ferse und Universum), dann ist das auch in Ordnung.
  Mit der Zeit werden Sie gelenkiger werden.
- Strecken Sie Brust und Becken so weit nach vorne, wie es geht.

Katzenstreckung

Eine Asana für:

- Entspannung
- Stärkung des Rückens
- Stärkung der Oberarme
- Streckung der Vorderseite des Körpers
- Straffung des Kinns
- Frauen, besonders, wenn sie gerade entbunden haben.

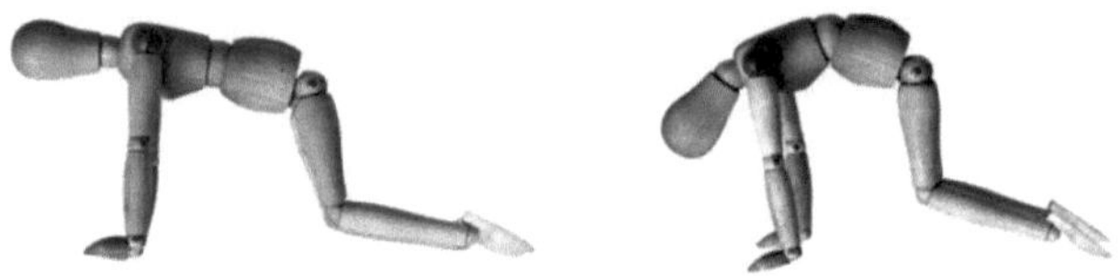

Ausführung:

- Knien Sie sich auf allen vieren. (Abb. 1)
- Rollen Sie sich leicht nach hinten. Gehen Sie dabei mit Ihrem Brustkorb nach vorne und nach unten, als wollten Sie den Boden damit kehren.
- Versuchen Sie, den Kehlkopf auf dem Boden ruhen zu lassen.
- Ihr ganzes Gewicht ruht nun auf ihren Armen.
- Verharren Sie so 5 Sekunden lang.
- Gehen Sie in die Ausgangsstellung zurück und machen Sie einen richtig schönen Katzenbuckel. (Abb. 2)
- Verharren Sie wieder 5 Sekunden lang und entspannen Sie sich.

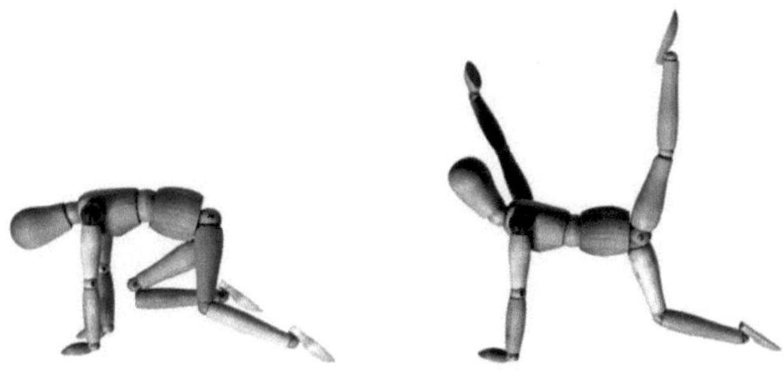

- Nun bringen Sie Ihr rechtes Knie soweit zum Kopf, wie es geht. (Abb. 3)
- Wieder 5 Sekunden lang verharren.
- Jetzt strecken Sie Ihr rechtes Bein und Ihren linken Arm gerade nach hinten und oben. (Abb. 4)
- Heben Sie Ihren Kopf und verharren wieder 5 Sekunden in dieser Position.
- Nun bringen Sie das Bein wieder zum Kopf zurück und verharren 5 Sekunden so.
- Entspannen Sie sich und wiederholen die Asana mit dem linken Bein. Achten Sie darauf, immer wieder 5 Sekunden zu verharren.
- Wiederholen Sie die gesamte Asana noch einmal.

Anmerkung:

- Diese Asana findet man in abgewandelter Form in der Schwangerschafts- und Krankengymnastik.
- Arbeiten Sie langsam und genießen Sie die wohltuende Streckung Ihres Körpers.
- Ihr Knie muss nicht gleich bis zu Ihrem Kopf kommen, das gibt sich mit der Zeit.
- Dies ist eine äußerst ganzheitliche Asana.

Kerze (Sarvangasana)

Eine Asana für:

- Den gesamten Organismus
- Gute Durchblutung des Gehirns, hilft dadurch bei Müdigkeit oder Konzentrationsschwäche
- Gute Durchblutung der Wirbelsäule und des Beckenbereichs
- Stimulierung der Schilddrüse und dadurch gewichtsreduzierend
- Eine Kräftigung und Harmonisierung des zentralen Nervensystems
- Anregung der Hormondrüsenfunktion
- Linderung bei Herzklopfen, Kurzatmigkeit, Bronchitis, Rachenbeschwerden und Asthma
- Förderung der Verdauung und Abtransport von Giftstoffen
- Hilfe bei Harn- und Menstruationsbeschwerden und bei Hämorrhoiden
- Linderung bei leichten Krampfadern und müden Beinen
- Streckung der Wirbelsäule
- Stärkung und Festigung der Rücken-, Bein-, Nacken- und Bauchmuskulatur
- Entspannung.

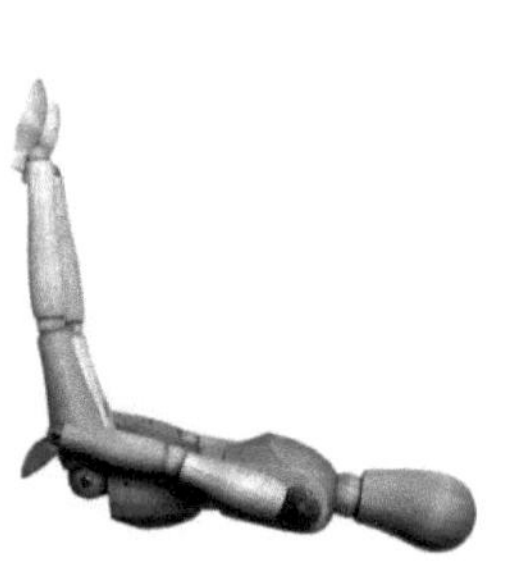

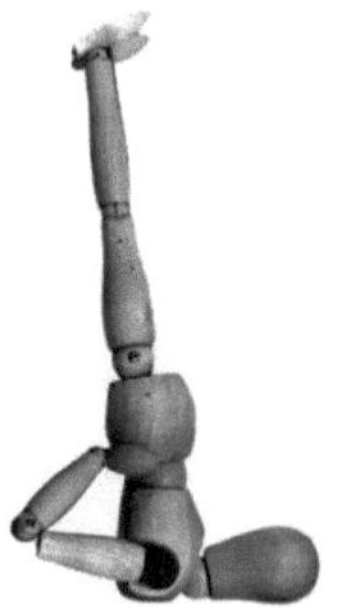

Ausführung:

- Legen Sie sich mit ausgestreckten Beinen auf den Boden. Dabei liegen die Arme mit den Handflächen nach unten nahe am Körper.
- Spannen Sie die Bauch- und Beinmuskeln an und heben Sie mit deren Hilfe langsam die Beine, bis sie einen rechten Winkel zum Boden bilden.
- Stützen Sie sich auf die Fingerspitzen. Die Fingerspitzen und Hände nehmen dabei die Form eines Zeltes an.
- Nun heben Sie Ihr Gesäß und den unteren Teil des Rückens hoch. (Abb. 1)
- Jetzt stützen Sie sich mit den Händen in Taille ab, die Daumen zeigen in Richtung Bauch.
- Lassen Sie die Ellbogen dicht am Körper!
- Jetzt können Sie langsam Ihre Beine kerzengerade ausstrecken. Ziehen Sie dabei Ihr Gesäß ein, dann fällt es Ihnen leichter.
- Sobald Sie sich ausbalanciert haben, stützen Sie sich mit Ihren Händen weiter oben ab (Rippen) und ziehen Ihr Gesäß noch weiter ein.
- Strecken Sie Ihre Beine und Ihre Zehenspitzen soweit es geht, nach oben.
- Atmen Sie die ganze Zeit normal. (Abb. 2)
- Verharren Sie 10 - 60 Sekunden in dieser Position und steigern Sie sich mit der Zeit auf 3 Minuten.

Anmerkung:

- Auch wenn Sie am Anfang noch eine "krumme Kerze" darstellen: Haben Sie Geduld, das wird mit der Zeit besser.
- Wenn Sie am Anfang ein leichtes Schwindelgefühl verspüren, ist das normal. Wenn es aber bis Ende der Asana anhält, sie unter zu hohem oder zu niedrigem Blutdruck leiden oder wegen dem Schwindel in Sorge sind, sprechen Sie bitte unbedingt mit Ihrem Arzt!!!!

- Führen Sie diese Asana langsam aus, auch wenn Sie sie beenden, also nicht einfach die Beine auf den Boden klatschen lassen. Sonst hätten Sie sich die Mühe sparen können.
- Das Wort "Sarvang" bedeutet im Sanskrit: "Alle Teile". Das heißt, dass mit dieser Asana der gesamte Körper trainiert wird. Man sollte deshalb diese Asana täglich machen, auch wenn man sonst keine Zeit für weitere Asanas hat.

Klinge

Eine Asana für:

- Erleichterung bei Schulter- und Gelenkbeschwerden
- Förderung und Festigung der Brustmuskulatur
- Schultermuskulatur und des oberen Rückens.

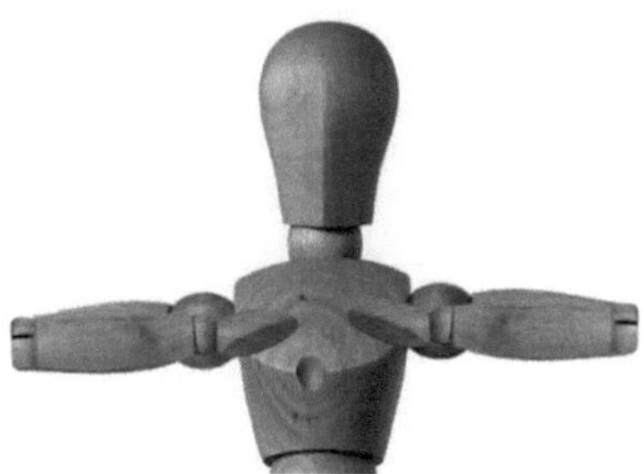

Ausführung:

- Setzen Sie sich bequem in den Schneidersitz (Lotussitz).
- Beugen Sie Ihre Ellbogen.
- Heben Sie sie in Schulterhöhe, so dass sich die Fingerspitzen berühren.
- Ziehen Sie Ihre Schulterblätter so weit zusammen, als müssten Sie ein Blatt zwischen Ihnen festhalten.
- Dabei vergrößert sich der Abstand der Fingerspitzen. Ihre Ellbogen und Unterarme bleiben aber unbedingt gerade.
- Verharren Sie so 5-10 Sekunden.
- Kommen Sie wieder langsam aus dieser Position und heben ein paar Mal die Schultern hoch.
- Wiederholen Sie diese Asana drei- bis fünfmal.

Anmerkung:

- Wenn Sie die Schulterblätter zusammen bringen, achten Sie auch auf Ihre Schultern. Sie müssen unbedingt unten bleiben.
- Eine wunderbare Asana für alle "Schreibtischtäter".

Knie- und Schenkelstreckung (Baddha Konasana)

Eine Asana für:

- Erleichterung bei Blasen- und Prostatabeschwerden
- Anregung der Nierentätigkeit
- Festigung und Reduzierung der Innenschenkel
- Erfrischung von müden Beinen
- Frauen, zur Geburtsvorbereitung
- Anregung der Funktion der Eierstöcke und für eine regelmäßige Menstruation
- Schmerzerleichterung bei Ischias.

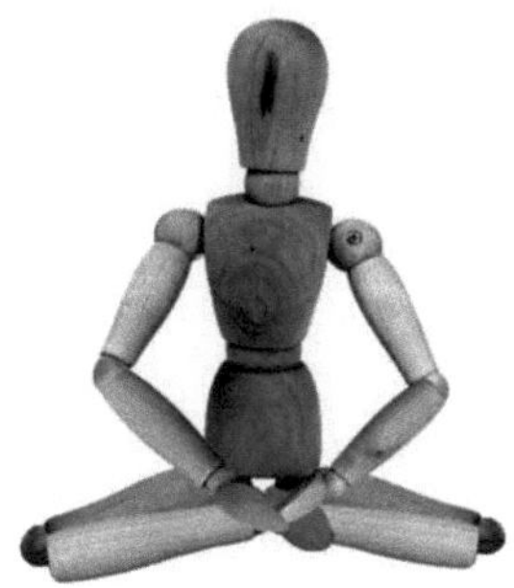

Ausführung:

- Setzen Sie sich mit ausgestreckten Beinen gerade auf den Boden.
- Beugen Sie Ihre Knie zur Seite und legen Sie die Fußsohlen aneinander.
- Fassen Sie die Zehen an und ziehen Sie die Fußsohlen so weit wie möglich an den Körper heran (optimal wäre bis zum Schritt).
- Nun versuchen Sie, die Knie immer weiter in Richtung Boden zu bekommen, in dem Sie sie spreizen. (Abb. 1)

- Atmen Sie während der ganzen Zeit normal und verharren so 5-30 Sekunden.
- Strecken Sie langsam die Beine wieder aus und entspannen Sie sich.
- Wiederholen Sie diese Asana zweimal.

Anmerkung:

- Wichtig: Überanstrengen Sie sich nicht und gehen Sie nicht bis zu Ihrer Schmerzgrenze.
- Lassen Sie sich nicht entmutigen, wenn es Ihre Knie nicht bis zum Boden schaffen.
- Umfassen Sie Ihre Zehen ganz fest, damit sie nicht abrutschen.
- Versuchen Sie, in während des Verharrens zu entspannen.
- Dies ist eine sehr anstrengende, aber sehr wichtige Asana.

Knöchelbeuge

Eine Asana für:

- Erleichterung bei angeschwollenen Knöchel und Füße
- Stärkung von schwachen Knöchel
- Vorbereitung zum Skifahren
- Förderung der Durchblutung bei müden Beinen
- Formung von Beinen und Knöchel.
- Einen jugendlichen, elastischen Gang.

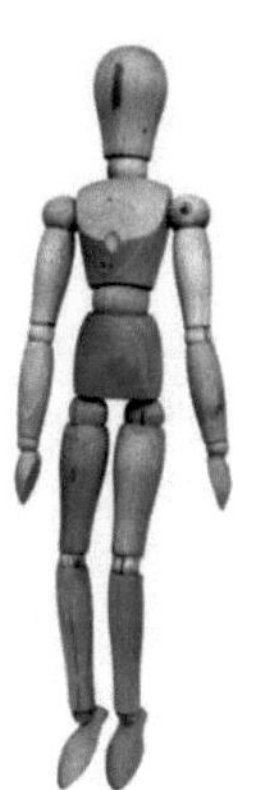

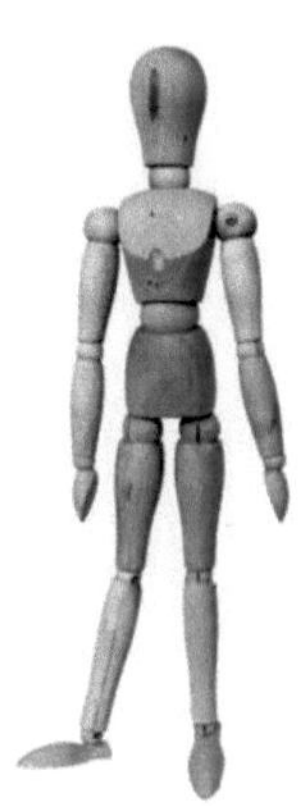

Ausführung:

- Stellen Sie sich aufrecht hin, die Füße in einem Abstand von wenigen Zentimetern.
- Rollen Sie Ihre Füße nach rechts, so dass Sie auf der rechten Außenseite Ihres rechten Fußes und auf der rechten Innenseite Ihres linken Fußes stehen.
- Gehen Sie mit Ihren Knien mit, in dem Sie sie auch nach rechts und nach vorn beugen.
- Lassen Sie Ihre Hüften und Ihr Becken gerade.

- Verharren Sie in dieser Position 5 Sekunden oder bis es Ihnen unbequem ist. (Abb. 1)
- Wiederholen Sie alles mit der linken Seite.
- Nun heben Sie einen Fuß vom Boden und lassen Sie den Fuß vom Knöchel aus erst im Uhrzeigersinn, dann entgegen gesetzt kreisen. (Abb. 2)
- Wiederholen Sie das Kreisen mit dem anderen Fuß.
- Wiederholen Sie diese Asana zweimal.

Anmerkung:

- Passen Sie auf, dass Ihr Becken unbeweglich bleibt und nicht nach einer Seite abknickt.
- Stehen Sie nicht mit durchgedrückten Knien.
- Erinnert ein bisschen an Skigymnastik, oder?

Kobra (Bhuyangasana)

Eine Asana für:

- Entwicklung der Brustmuskulatur
- leichte Dehnung und Einrenkung der Wirbel
- Stärkung der Bauch- und Rückenmuskulatur
- Festigung und Reduzierung des Gesäß
- Stärkung des Nervensystems
- Förderung der Verdauung
- Linderung von Unterleibsbeschwerden
- Festigung der Kinngegend.

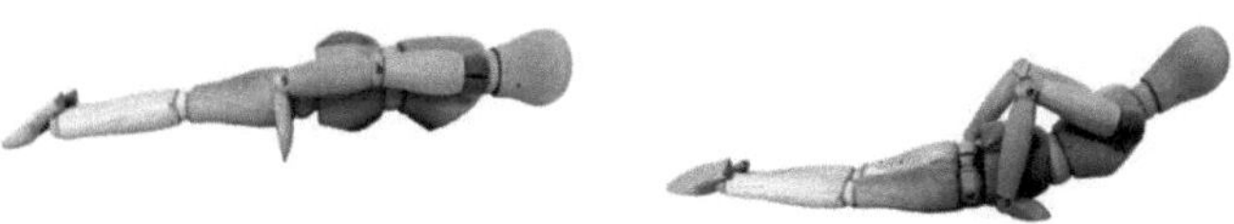

Ausführung:

- Legen Sie sich auf den Bauch, die Hände liegen dicht am Körper und die Beine sind geschlossen.
- Stellen Sie Ihre Hände mit den Handflächen nach unten unter die Schultern. Sie liegen dabei etwa eine Schulterbreite voneinander entfernt. (Abb. 1)
- Heben Sie ganz langsam den Kopf, Wirbel für Wirbel und blicken Sie an die Decke.
- Wenn Sie diese Position erreicht haben, heben Sie wieder Wirbel für Wirbel die Schultern und den oberen Rücken. Dabei spannen Sie die Rückenmuskulatur an.
- Versuchen Sie, den Oberkörper möglichst weit zu heben. Sie sind nun im Hohlkreuz, Ihr Becken liegt fest auf dem Boden. Es ist nicht wichtig,

ob die Arme ausgestreckt sind.
(Abb. 2)

- Atmen Sie normal und verharren in dieser Position 5-30 Sekunden.
- Kommen Sie wieder in umgekehrter Reihenfolge Wirbel für Wirbel aus der Kobra und entspannen Sie sich ausgiebig.
- Wiederholen Sie diese Asana zweimal.

Anmerkung:

- Bewegen Sie sich langsam und träge, wie eine Schlange.
- Ihr Blick bleibt während der Asana nach vorne unten gerichtet, so dass Nacken und Wirbelsäule eine gerade Linie bildet.
- Genießen Sie die Streckung und Dehnung Ihrer Wirbelsäule.

Kopf-zum-Knie-Streckung (Janu Shirshasana)

Eine Asana für:

- Stärkung und Festigung von Bauch und Beine
- Förderung und Massage der Unterleibsorgane
- Dehnung der Wirbelsäule
- Abbau von Spannungen

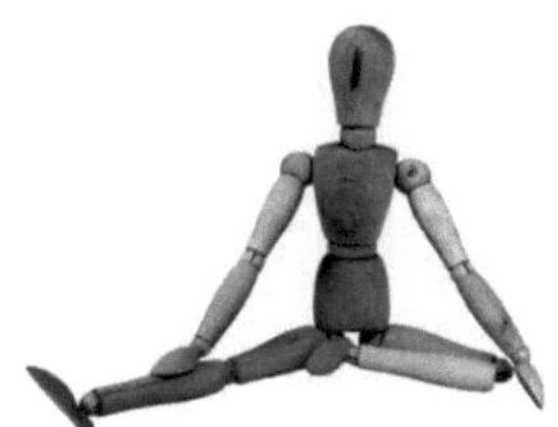

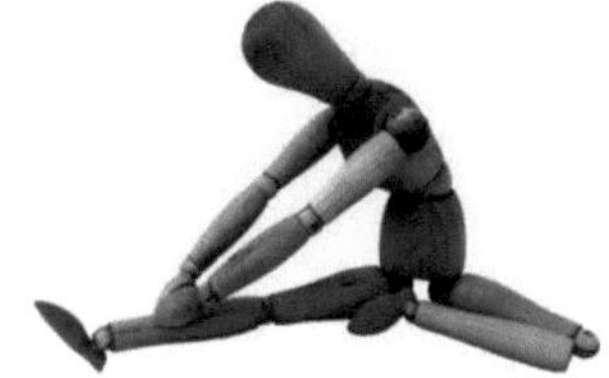

Ausführung:

- Setzen Sie sich gerade und mit ausgestreckten Beinen auf den Boden.
- Beugen Sie das linke Bein und bringen Sie den linken Fuß so nahe wie möglich an den Körper (Schritt). Ihr Knie bleibt dabei auf dem Boden. (Abb. 1)
- Strecken Sie die Arme aus und fassen Sie das ausgestreckte Bein am Knie.
- Beugen Sie sich ganz langsam - Wirbel für Wirbel - zu Ihrem ausgestreckten Bein.
- Nun können Sie versuchen, Ihre Arme Ihr Bein weiter hinunter gleiten zu lassen. Beugen Sie sich mit Ihrem Oberkörper noch weiter nach unten, in dem Sie Ihren Armen folgen.
- Beugen Sie sich nur soweit, wie es ohne Anstrengung möglich ist. (Abb. 2)
- Verharren Sie in dieser Position 5-30 Sekunden und atmen Sie normal.

- Richten Sie sich langsam auf und wiederholen Sie diese Asana mit dem anderen Bein.
- Wiederholen Sie die gesamte Asana noch zweimal.

Anmerkung:

- Diese Asana lockert den steifen Rücken und die angespannten Knie-sehnen.
- Je öfter Sie sie praktizieren, umso mehr wird es Ihnen gelingen, den Kopf in Richtung Knie zu bewegen.

Löwe (Simhasana)

Eine Asana für:

- Entspannung des Gesichts
- Festigung der Muskulatur des Nackens, des Rachens und des Gesichts
- Verminderung des Doppelkinns
- Fördert die Durchblutung des Gesichts
- Erleichterung bei Halsschmerzen

Ausführung:

- Knien Sie sich im „Japanischen Diamantsitz" hin, die Hände ruhen entspannt mit den Handflächen nach unten auf den Schenkeln.
- Spreizen Sie Ihre Finger und lassen Sie sie langsam nach vorn gleiten, bis die Fingerspitzen den Boden berühren.
- Beugen Sie nun Ihren Körper nach vorne, das Gesäß von den Fersen hoch, die Arme sind ausgestreckt.
- Reißen Sie die Augen auf.
- Strecken Sie so weit wie möglich Ihre Zunge heraus und versuchen Sie, mit der Zunge Ihr Kinn zu berühren.
- Spannen Sie alle Muskeln des Gesichts an.
- Verharren Sie so 10 Sekunden
- Gehen Sie wieder langsam zurück in die Ausgangsposition und entspannen Sie sich.
- Wiederholen Sie die gesamte Asana noch zweimal.

Anmerkung:

- Vergessen Sie nicht: Sie sind ein wirklich wilder Löwe!
- Wenn Sie lachen müssen, dann lachen Sie (nicht auf die Zunge beißen!)

- Stören Sie sich nicht an dem Gefühl, einen Knebel im Mund zu haben. Das verschwindet mit der Zeit.

Lotussitz (Siddhasana)

Eine Asana für:

- Eine ideale Körperhaltung bei längerem Sitzen
- Entspannung des ganzen Körpers
- Streckung und Kräftigung die Beine und den unteren Teil des Körpers
- Kräftigung der Blase und der Harnwege.

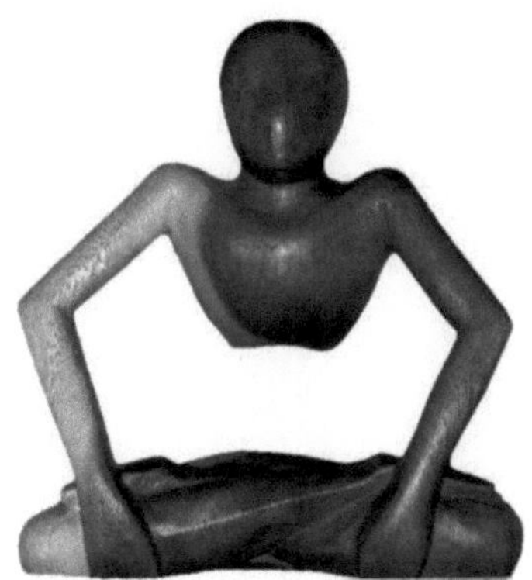

Ausführung:

- Setzen Sie sich mit ausgestreckten, weit gespreizten Beinen auf den Boden.
- Ziehen Sie Ihre rechte Fußsohle an den Schenkel Ihres linken Beines. Lassen Sie das rechte Knie am Boden.
- Beugen Sie das linke Bein und fassen Sie Ihre Zehen mit beiden Händen fest.
- Legen Sie nun den linken Fuß ganz vorsichtig auf den rechten.
- Achten Sie darauf, dass Ihre Fußknöchel nebeneinander und nicht aufeinander liegen, sonst tut es Ihnen weh.
- Bringen Sie nun die Zehen des linken Fußes in die Öffnung, die sich zwischen Oberschenkel und Wade gebildet haben sollte.

- Halten Sie Ihren Rücken vollkommen gerade und beide Knie sollten so weit wie möglich auf dem Boden liegen.
- Verharren Sie so lange in dieser Position, wie es Ihnen bequem ist.
- Wiederholen Sie die Asana noch einmal mit dem anderen Bein.

Anmerkung:

- Wenn Sie am Anfang nicht beide Beine in die richtige Position bringen, dann reicht es auch mit einem Bein.
- Tun Sie sich keine Gewalt an und Ihren Knien auch nicht, wenn Sie noch irgendwo in der Luft baumeln. Mit Zeit werden Ihre Sehnen geschmeidiger.

Nackenrollen

Eine Asana für:

- Entspannung des Nackens
- Erleichterung bei steifem Hals und bei Kopfschmerzen
- Entspannung des gesamten Körpers

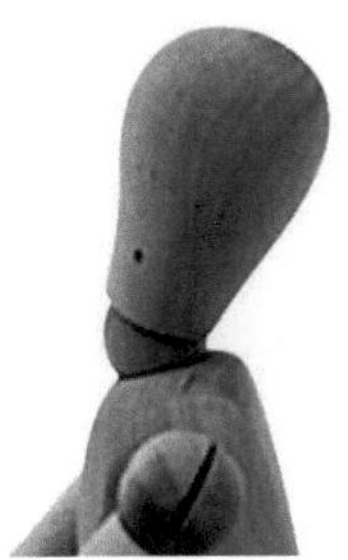 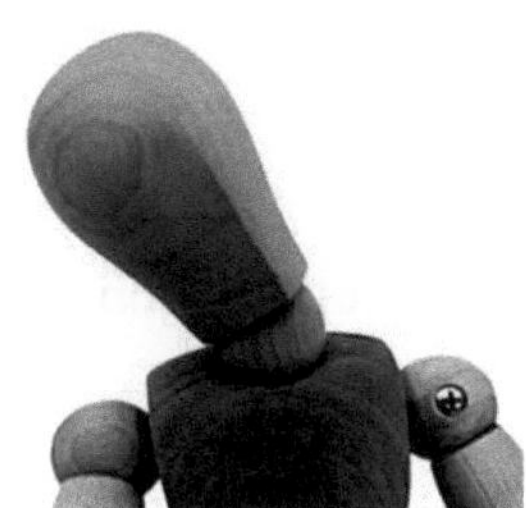

Ausführung:

- Setzen Sie sich mit bequem in den Schneidersitz (Lotussitz), Ihre Schultern sind zurückgezogen.
- Lassen Sie Ihren Kopf langsam nach vorne sinken.
- Verharren Sie ein paar Sekunden.
- Richten Sie nun Ihren Kopf wieder auf und lassen Sie Ihn langsam nach hinten fallen, so dass es Ihnen bequem ist. (Abb. 1)
- Verharren Sie wieder einige Sekunden bei geschlossenem Mund.
- Nun richten Sie Ihren Kopf wieder auf und lassen Ihn langsam nach rechts und dann nach links sinken. Verharren Sie auf jeder Seite ein paar Sekunden.
  (Abb. 2)
- Richten Sie Ihren Kopf wieder auf und entspannen Sie sich.

- Lassen Sie nun Ihren Kopf ganz langsam und ganz entspannt im Uhrzeigersinn kreisen. Kontrollieren Sie diese Bewegung so wenig, wie möglich, versuchen Sie "unbewusst" zu kreisen.
- Wiederholen Sie das Ganze entgegengesetzt des Uhrzeigersinns.
- Wiederholen Sie die gesamte Asana noch zweimal.

Anmerkung:

- Schließen Sie am besten Ihre Augen und lassen Sie Ihren Kopf ganz sanft über verspannte Stellen rollen.
- Es wird Ihnen gut tun, wenn Sie zu Beginn der Asana Ihre Nacken- und Schultermuskeln leicht massieren.
- Seien Sie vorsichtig, wenn etwas knackt und sprechen Sie im Zweifelsfall mit Ihrem Arzt oder Therapeuten.
- Überanstrengen Sie sich nicht durch ruckartige Bewegungen oder zu extreme Positionen.

Pendel

Eine Asana für:

- Linderung bei Schulterbeschwerden
- Kräftigung der Muskeln im Schulterbereich und im oberen Rücken
- Förderung der Durchblutung von Kopf und Oberkörper
- Verbesserung der Haltung
- Entspannt und bringt neue Energie.

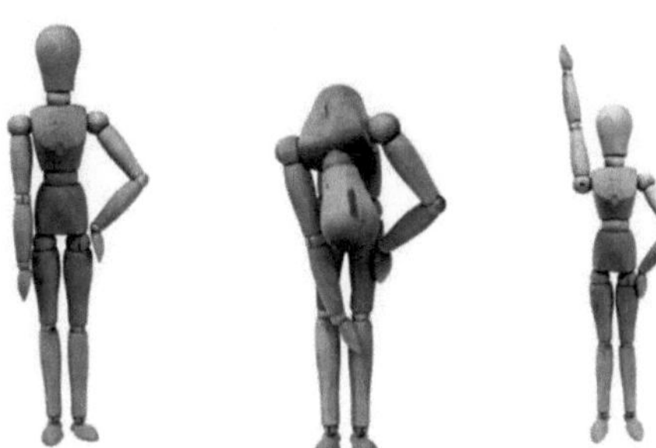

Ausführung:

- Stellen Sie sich mit leicht gespreizten Füßen hin. (Abb. 1)
- Stützen Sie die linke Hand in die Taille und beugen Sie sich aus der Taille langsam nach vorne.
- Lassen Sie den freien, rechten Arm kraft- und willenlos nach unten hängen und pendeln. (Abb. 2)
- Richten Sie sich wieder langsam auf und heben den rechten Arm hoch über Ihren Kopf.
- Strecken Sie sich soweit es geht und genießen Sie. (Abb. 3)
- Wiederholen Sie das Ganze mit dem anderen Arm.
- Wiederholen Sie die gesamte Asana noch zweimal.

Anmerkung:

- Drücken Sie nicht die Knie durch.
- Ihr Arm darf steif nach unten hängen, entspannen Sie die Muskeln in dem Arm.
- Diese Asana ist augenscheinlich einfach, aber versuchen Sie wirklich einmal, den Arm willenlos und ohne Anspannung hängen zu lassen.
- Menschen, die Schmerzen in den Schultern haben, empfinden diese Asana als Wohltat.

Pflug (Halasana)

Eine Asana für:

- Eine elastische Wirbelsäule
- Anregung der Schilddrüse, d.h. förderlich zur Gewichtskontrolle
- Stärkung und Festigung der Bauchmuskulatur
- Festigung von Schenkel und Hüften
- Kräftigung des Nervensystems
- Förderung der Durchblutung
- Massiert die inneren Organe
- Stärkung des Nacken
- Minderung eines zu großen Busen

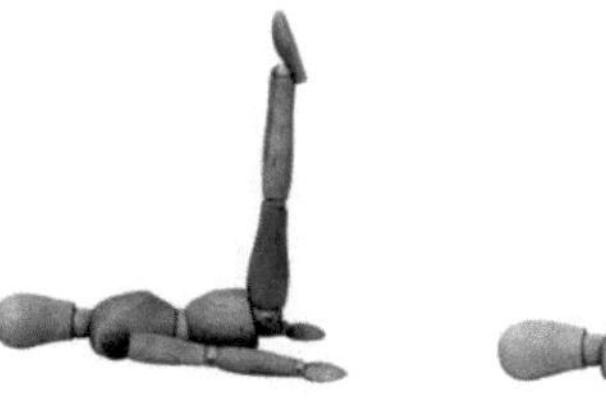
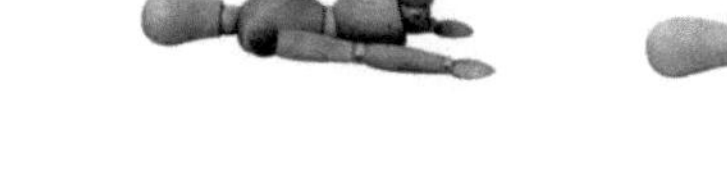

Ausführung:

- Legen Sie sich mit ausgestreckten Beinen auf den Rücken, die Arme liegen mit den Handflächen nach unten dicht am Körper.
- Heben Sie ganz langsam die Beine, in dem sie die Bauch- und Beinmuskeln anspannen. (Abb. 1)
- Stützen Sie sich mit den Fingerspitzen ab und heben nun das Gesäß und den unteren Teil des Rückens hoch. (Abb. 2)

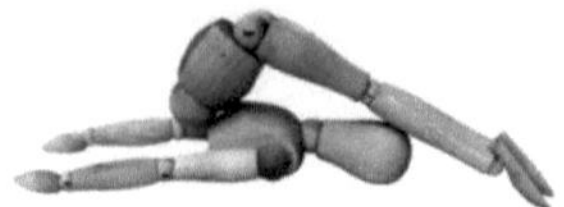

- Heben Sie die Beine soweit über den Kopf, wie es geht. Optimal wäre, wenn Sie mit den Zehenspitzen den Boden hinter Ihrem Kopf berühren könnten.
- Knicken Sie ein bisschen in der Taille ein und halten Sie Ihre Beine gestreckt.
- Egal, wie weit Sie kommen: Verharren Sie in dieser Position so lange, bis es Ihnen unbequem geworden ist, am besten 1 Minute lang.
- Atmen Sie dabei normal.
- Gehen Sie ganz langsam wieder in die Ausgangsposition zurück und entspannen Sie sich.
- Wiederholen Sie die gesamte Asana noch zweimal.

Anmerkung:

- Der Pflug ist gewissermaßen eine Fortsetzung, aber auch eine Ergänzung zu der Kerze.
- Wenn Sie wieder zurück in die Ausgangsstellung gehen, lassen Sie den Kopf am Boden. Lassen Sie dabei auch nicht die Beine zurück schnalzen, sondern bewegen Sie sich langsam, Wirbel für Wirbel.
- Atmen Sie entspannt und normal. Wenn es Ihnen allzu schwer fällt, ruhig zu atmen, dürfen Sie hinter sich einen Schemel aufstellen, auf dem die Beine dann landen.
- Haben Sie mit sich Geduld! Bei dieser Asana sind allerdings sehr schnell Fortschritte erkennbar

Pumpe (Urdha Prsarita Padasana)

Eine Asana für:

- Eine Förderung der Durchblutung des ganzen Körpers
- Festigung und Straffung der Bauch- und Gesäßmuskeln
- Stärkung der Rückenmuskulatur
- Abbau der Fettpolster an der Taille
- Kräftigung und Massage der Unterleibsorgane
- Erleichterung bei Blähungen, Völlegefühl und Förderung der Verdauung.

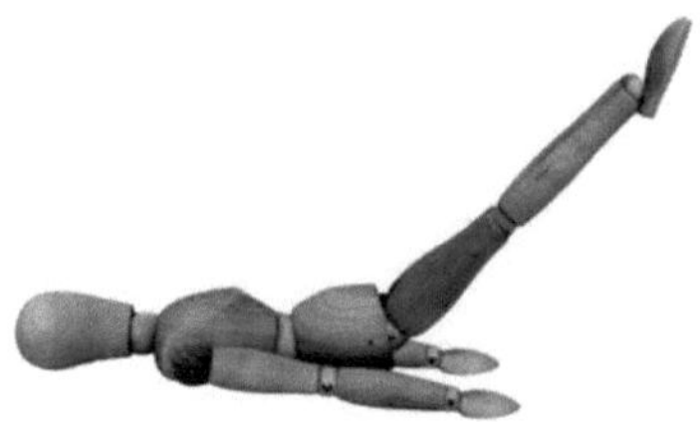

Ausführung:

- Legen Sie sich flach auf den Rücken, die Arme haben Sie mit den Handflächen nach unten am Körper, die Beine sind geschlossen und ausgestreckt.
- Pressen Sie Ihre Handflächen fest gegen den Boden.
- Bringen Sie nun ganz langsam Ihre ausgestreckten Beine hoch. (Abb. 1)
- Erst nach 15 Sekunden sollten Ihre Beine einen rechten Winkel zum Boden bilden.
- Verharren Sie 15 Sekunden in dieser Position.
- Bringen Sie Ihre Beine genauso langsam wieder zum Boden zurück.
- Entspannen Sie sich.
- Wiederholen Sie die gesamte Asana noch zweimal.

Anmerkung:

- Je langsamer Sie sich bewegen, umso effektiver wirkt diese Asana.
- Der Kopf und der Rücken müssen am Boden bleiben, lassen Sie Ihre Beine gestreckt.
- Atmen Sie normal.

Querbalken (Paraighasana)

Eine Asana für:

- Eine flache Magengegend
- Straffung und Formung der Innenseite der Schenkel
- Erleichterung bei einem steifen Rücken
- Streckung des Beckens
- Anregung der Unterleibsorgane

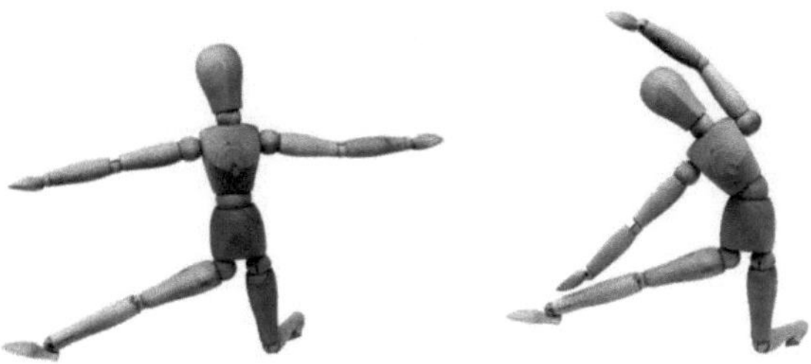

Ausführung:

- Knien Sie sich mit geradem Rücken und geschlossenen Beinen auf den Boden.
- Strecken Sie das rechte Bein gerade und gestreckt auf die rechte Seite.
- Heben Sie die Arme in einem rechten Winkel zur Seite. (Abb. 1)
- Nun beugen Sie den Körper nach rechts und lassen das rechte Ohr auf dem rechten Arm ruhen.
- Langsam heben Sie nun den linken Arm über den Kopf und versuchen, durch eine Beugung aus der Hüfte mit der linken Handfläche bis zur rechten Handfläche zu kommen.
- Blicken Sie geradeaus nach vorne, zwischen Ihren Armen hindurch.
- Atmen Sie normal.
- Bleiben Sie 5-30 Sekunden in dieser Position und kommen dann zur Ausgangsstellung zurück.

- Wiederholen Sie die Asana auf der linken Seite.
- Wiederholen Sie die gesamte Asana noch zweimal.

Anmerkung:

- Beugen Sie sich nicht nach vorne, sondern von der Taille aus zur Seite.
- Versuchen Sie, ohne Gewaltanwendung zu üben, der Idealposition werden Sie mit der Zeit immer näher kommen.

Rock 'n' Roll

Eine Asana für:

- mehr Energie, besonders bei niedrigem Blutdruck
- eine biegsame und gelenkige Wirbelsäule
- Stärkung der Bauchmuskulatur
- Massage des Nackens und der Wirbelsäule
- Anregung der inneren Organe
- Förderung der Verdauung.

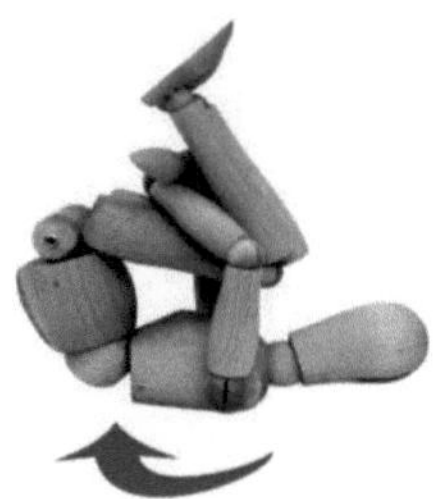

Ausführung:

- Setzen Sie sich auf den Boden, die Knie sind zum Körper hin angezogen.
- Umfassen Sie die Beine und falten Sie die Hände unterhalb der Knie oder in den Kniekehlen.
- Bringen Sie den Kopf so nahe wie möglich an die Knie und lassen Sie ihn während der Asana dort.
- Ihre Füße sind geschlossen, Ihr Rücken ist rund.
- Nun lassen Sie sich langsam und sanft nach hinten rollen, Wirbel für Wirbel. (Abb. 1)
- Rollen Sie langsam wieder vor und dann wieder zurück.
- Atmen sie beim Zurückrollen ein, beim Vorwärtsrollen wieder aus.

- Rollen Sie zwölfmal oder eine ganze Minute lang oder so lange, Sie wollen.

Anmerkung:

- Achten Sie auf eine weiche Unterlage und auf nicht störende Kleidung (z. B. zu harte, feste BH-Verschlüsse)
- Lassen Sie Ihren Rücken rund und den Kopf an den Knien.
- Rollen Sie nicht zu schnell, sonst hauen Sie sich den Kopf an den Knien an.
- Ehrlich gesagt, weiß ich nicht, ob dies wirklich eine Original-Yogaübung ist, denn sie ist ganz untypisch dynamisch. Aber sie ist so wohltuend, dass dies auch nicht so wichtig ist.

Rumpfbeuge im Sitzen (Paschimottanasana)

Eine Asana für:

- Stärkung der Bauchmuskulatur und der inneren Organe
- Streckung der Beine und der Wirbelsäule
- Anregung des Nervensystems
- Förderung der Verdauung
- Kräftigung der Nieren
- Massage des Herzens
- Streckung des Beckens
- Mehr Energie.

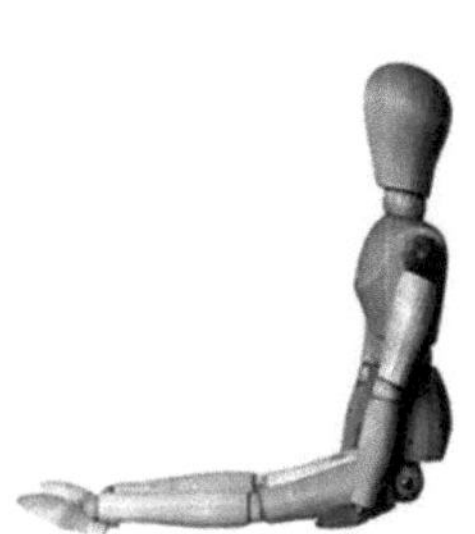

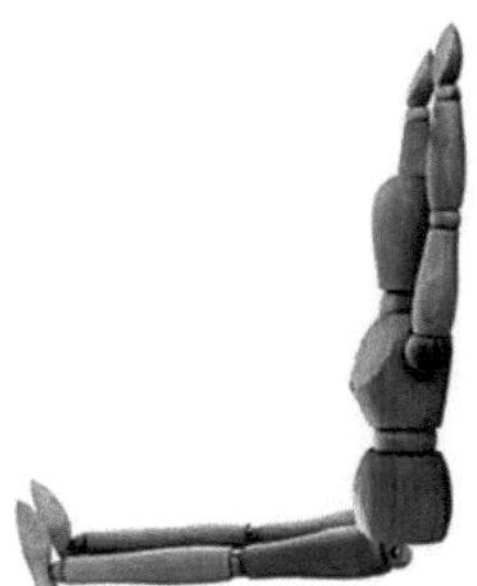

Ausführung:

- Setzen Sie sich mit geradem Rücken auf den Boden. Ihre Beine sind ausgestreckt und geschlossen. (Abb. 1)
- Heben Sie in einem anmutigen Schwung die Arme über den Kopf und lehnen Sie ein kleines bisschen zurück. (Abb. 2)
- Nun beugen Sie sich langsam nach vorn, Wirbel für Wirbel.
- Greifen Sie mit den Händen den Abschnitt Ihrer Beine, den Sie ohne Probleme fassen können.
- Biegen Sie Ihre Ellbogen nach außen und ziehen Sie langsam Ihren Oberkörper nach unten in Richtung Knie.

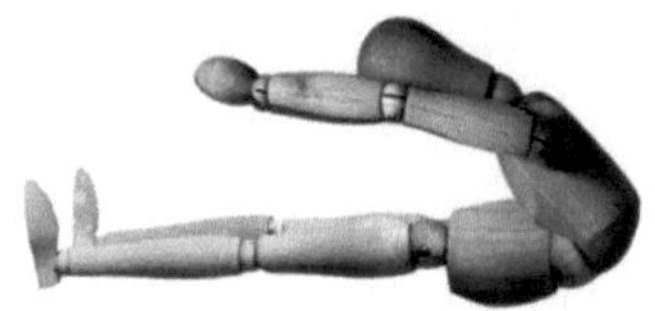

- Die Position, die Sie schaffen, ist im Moment für Sie die richtige. (Abb. 3)
- Lassen Sie Ihren Kopf hängen und atmen Sie normal.
- Bleiben Sie 5-30 Sekunden in dieser Position.
- Richten Sie sich wieder langsam auf und entspanne Sie ein wenig.
- Wiederholen Sie die Asana noch zweimal.

Anmerkung:

- Halten Sie Ihre Beine gestreckt und atmen Sie in die Dehnung des Rückens.
- Versuchen Sie nicht, durch irgendwelche Tricks Ihren Kopf näher zu den Knien zu bringen!
- Die Hauptwirkung dieser Asana liegt in der Bewegung des Rückens nach vorne, nicht in der Bewegung nach unten.
- Wenn Ihnen die Asana allzu schwer fallen sollte, üben Sie erst die Rumpfbeuge im Stehen, die ist etwas leichter.

Rumpfbeuge im Stehen (Uttasana)

Eine Asana für:

- eine optimale Durchblutung des Kopfes, also auch gut für Haut und Geist
- neue Energie
- Entspannung des Rückens und der Schultern
- Förderung der Verdauung
- Hilfe bei Gewichtskontrolle
- Entspannt die Knie und die Beine.

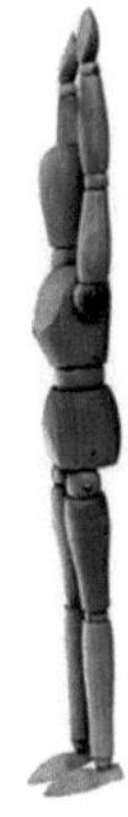

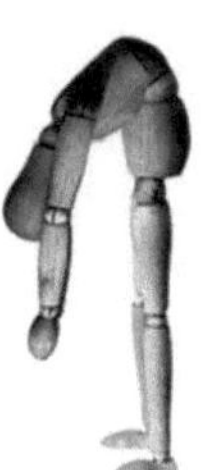

Ausführung:

- Stellen Sie sich mit geschlossenen Beinen hin.
- Heben Sie in einem anmutigen Schwung die Arme über den Kopf. (Abb. 1)
- Lassen Sie Ihren Kopf nach vorne fallen und rollen dann Wirbel für Wirbel Ihren Oberkörper von der Taille aus nach vorne.
- Ihr Kopf hängt nun zwischen Ihren Armen.

- Lassen Sie für ein paar Atemzüge Ihren Oberkörper locker nach unten hängen.
  (Abb. 2)
- Greifen Sie nun mit Ihren Händen ihre Beine, egal wo.
- Ziehen Sie nun mit den Armen ganz sanft Ihren Oberkörper in Richtung Knie.
- Verharren Sie 5-30 Sekunden in der Ihnen erträglichen Position.
- Richten Sie sich wieder langsam auf und entspannen Sie.
- Wiederholen Sie die Asana noch zweimal.

Anmerkung:

- Machen Sie keine ruckartigen Bewegungen und geben Sie keinem falschen Ehrgeiz nach.
- Eine der wichtigsten Asanas im Yoga, bei der man relativ schnell Fortschritte merkt.

Schwamm (Savasana)

Eine Asana für:

- vollkommene Entspannung aller Muskeln
- Entspannung des Nervensystems
- Beruhigung von Geist und Seele
- Linderung bei Angstzuständen und Schlaflosigkeit
- bringt neue Energie.

Ausführung:

- Legen Sie sich bequem auf den Boden. Die Arme liegen neben dem Körper, die Beine sind leicht gespreizt.
- Strecken Sie Ihre Zehen weit von sich weg, verharren Sie darin 5 Sekunden und entspannen Sie wieder.
- Biegen Sie nun Ihre Zehen in Richtung Kopf, beugen Sie auch Ihre Füße in den Knöcheln. Verharren Sie so 5 Sekunden und entspannen Sie wieder.
- Heben Sie Ihre Fersen ein wenig vom Boden, strecken Sie Ihre Beine aus, aber lassen Sie dabei die Kniekehlen am Boden. Verharren Sie so 5 Sekunden und entspannen Sie wieder.
- Strecken Sie die Beine aus und drehen die Füße ein wenig zueinander, so dass sich die Zehen leicht berühren. Verharren Sie so 5 Sekunden und entspannen Sie wieder.
- Kneifen Sie die Gesäßbacken zusammen. Verharren Sie so 5 Sekunden und entspannen Sie wieder.
- Ziehen Sie den Bauch ein, soweit es geht. Verharren Sie so 5 Sekunden und entspannen Sie wieder.
- Strecken Sie die Brust raus, so dass Sie ein Hohlkreuz machen. Verharren Sie so 5 Sekunden und entspannen Sie wieder.

- Strecken Sie die Arme aus, halten Sie dabei Ihre Handflächen nach unten, biegen Sie die Finger in Richtung Kopf. Verharren Sie so 5 Sekunden und entspannen Sie wieder.
- Beugen Sie die Ellbogen, biegen Sie die Hände vom Handgelenk aus nach außen zu den Schultern. Verharren Sie so 5 Sekunden und entspannen Sie wieder.
- Machen Sie eine Faust und breiten Sie Ihre Arme ganz langsam mit Gegendruck aus, bis Sie auf Höhe der Schultern sind. Verharren Sie so 5 Sekunden und entspannen Sie wieder.
- Ziehen Sie die Schultern zusammen hoch. Verharren Sie so 5 Sekunden und entspannen Sie wieder.
- Ziehen Sie Ihre Mundwinkel nach unten, dann nach oben und machen Sie dann mit den Lippen einen Kussmund. Zwischendurch verharren Sie 5 Sekunden und entspannen dann wieder.
- Drücken Sie Ihre Zungenspitze gegen den Gaumen. Verharren Sie so 5 Sekunden und entspannen Sie wieder.
- Ziehen Sie die Nase kraus und drücken Ihre Augen ganz fest zu. Verharren Sie so 5 Sekunden und entspannen Sie wieder.
- Gähnen Sie ganz langsam. Verharren Sie so 5 Sekunden und entspannen Sie wieder.
- Drücken Sie den Hinterkopf ganz fest gegen den Boden. Verharren Sie so 5 Sekunden und entspannen Sie wieder.
- Runzeln Sie die Stirn. Verharren Sie so 5 Sekunden und entspannen Sie wieder.
- Machen Sie die Asana „Augenrollen".
- Ziehen Sie den Kopf nach hinten Richtung Schultern und versuchen Sie dabei, den übrigen Körper nicht zu bewegen. Verharren Sie so 5 Sekunden und entspannen Sie wieder.
- Entspannen Sie sich, lassen Sie sich in den Boden sinken und bleiben so noch 10 Minuten liegen.

Sitzender Held (Virasana)

Eine Asana für:

- Erleichterung bei Plattfüßen
- Erfrischung bei müden Beinen
- Milderung bei Beschwerden im Kniegelenk
- Hebung und Entspannung des Fußspanns
- Milderung von Schmerzen in den Fersen
- Erleichterung bei Völlegefühl, kann dadurch auch nach dem Essen praktiziert werden.

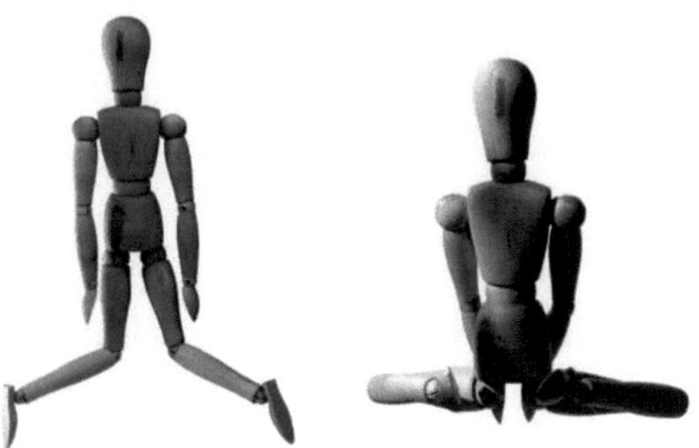

Ausführung:

- Knien Sie sich aufrecht hin und halten Sie dabei die Knie geschlossen, die Füße ungefähr einen halben Meter auseinander. (Abb.1)
- Senken Sie ganz langsam Ihren Körper bis Sie zwischen Ihren Füßen auf dem Boden sitzen. (Abb.2)
- Halten Sie Ihren Rücken ganz gerade und Ihre Zehen nach hinten gestreckt.
- Legen Sie Ihre Handflächen locker auf die Knie und atmen Sie normal.
- Verharren Sie in dieser Position wenn möglich 30 Sekunden lang.

- Nun falten Sie Ihre Hände und strecken Sie die Arme aus, die Handflächen zeigen dabei nach oben.
- Verharren Sie noch mal möglichst 30 Sekunden in dieser Position.
- Kommen Sie langsam aus dieser Stellung wieder heraus, in dem Sie sich auf Ihr Gesäß setzen, strecken Sie die Beine aus, schütteln Sie sie vielleicht ein bisschen und entspannen Sie sich.

Anmerkung:

- Am Anfang wird Ihnen diese Asana vielleicht schwer fallen und von Entspannung wird keine Spur sein. Aber das gibt sich mit der Zeit.
- Eine Variation für Fortgeschrittene ist der Liegende Held: Dabei legen Sie sich aus der Sitzposition heraus zurück auf die Schultern und verharren so.
  Aber erst, wenn Sie wirklich fortgeschritten sind!
- Im Sanskrit der diese Asana "Toter-Mann-Stellung" genannt. Es ist eine Asana für die schrittweise und totale Entspannung des gesamten Körpers.
- Suchen Sie sich einen lieben Menschen, der Ihnen die Anleitung die ersten Male vorliest.
- Decken Sie sich eventuell leicht zu.

Das Prinzip Anspannung-Entspannung kann man bei jeder Gelegenheit praktizieren, wenn man auch es immer den jeweiligen Umständen ein wenig anpassen muss. Ein Freund (Vielflieger) hat mir erzählt, dass er dies immer auf langen Flugreisen übt, um die Sitzerei zu überstehen.

Skalp (Kopfhaut-Massage)

Eine Asana für:

- Verbesserung der Durchblutung der Kopfhaut
- Hilfe bei leichtem Haarausfall
- gesunde und glänzende Haare
- Entspannung, auch bei Kopfschmerzen.

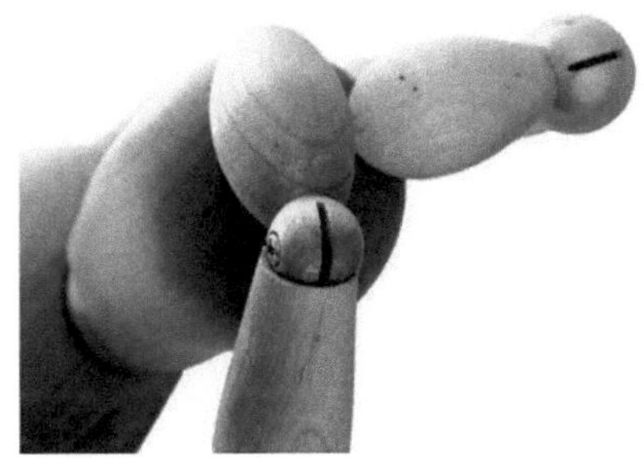

Ausführung:

- Setzen Sie sich bequem in den Lotussitz.
- Greifen Sie mit allen 10 Fingern voll in Ihre Haare.
- Pressen Sie Ihre Fäuste festen gegen die Kopfhaut und bewegen sie die Kopfhaut ein bisschen, in dem Sie die Haare kräftig, aber langsam in alle Richtungen ziehen.
- Jetzt dürfen Sie Ihre Haare wieder los lassen.
- Spreizen Sie nun Ihre Finger, als würden Sie Ihre Haare waschen.
- Drücken Sie mit Ihren Fingern ganz fest gegen die Kopfhaut und bewegen Sie sie gleichzeitig in alle Richtungen.
- Wiederholen Sie diese Asana mehrere Male.

Anmerkung:

- Diese Asana ist gar nicht so brutal, wie Sie vielleicht beim Lesen glauben.
- Fassen Sie dicke Haarbüschel, dann tut es nicht weh.
- Halten Sie Ihre Hände dicht am Kopf.

Twist (Ardha Matsyendra Sana)

Eine Asana für:

- Eine schlanke Taille
- bewegliche Hüftgelenke
- Massage der Bauchorgane
- Förderung der Verdauung
- Dehnung der Wirbelsäule
- Kräftigung der Muskeln.

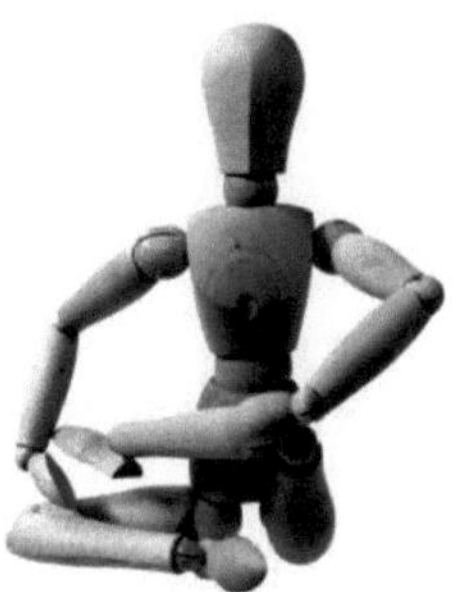

Ausführung:

- Setzen Sie sich mit ausgestreckten Beinen auf den Boden.
- Spreizen Sie Ihre Beine etwa 1 Meter auseinander und legen Sie den rechten Fuß an den linken Schenkel. Dabei bleibt Ihr rechtes Knie fest auf dem Boden.
- Beugen Sie nun Ihr linkes Knie und führen Sie Ihren linken Fuß über Ihr rechtes Knie. Dieses Knie bleibt dabei ganz oben.
- Setzen Sie Ihre linke Fußsohle ganz auf den Boden auf. Je weiter Sie den Fuß zurücksetzen könne, desto besser.
- Verlagern Sie Ihr Gewicht auf das Becken und stützen Sie sich dabei mit beiden Händen auf, damit Sie nicht kippen.

- Lassen Sie Ihre linke Hand aufgestützt und legen Sie Ihren rechten Arm zwischen Brust und linkes Knie.
- Drehen Sie nun Ihren Oberkörper, so dass Ihre rechte Schulter am linken Knie ruht.
- Ballen Sie Ihre rechte Hand zur Faust und führen Sie Ihren rechten Arm kerzengerade über das rechte, am Boden liegende Knie.
- Versuchen Sie, die Zehen Ihres linken Fußes zu greifen, alternativ das rechte Knie.
- In dem Sie sich fest mit Ihrem rechten Arm am linken Knie abstützen, drehen Sie jetzt Ihren Oberkörper nach links.
- Beugen Sie Ihren linken Arm und legen Sie den Handrücken an die Außenseite Ihres Rückens.
- Drehen Sie Ihren Kopf nach links und schauen Sie, soweit Sie können, nach links.
- Verharren Sie in dieser Position 10-30 Sekunden.
- Gehen Sie wieder langsam in die Ausgangsstellung zurück.
- Wiederholen Sie diese Asana nach der anderen Seite.

Anmerkung:

- "Am Montag verrate ich Ihnen die Auflösung von dem Knoten..." - Nein, so schlimm ist es nicht. Aber auch hier wäre ein lieber Mensch willkommen, der Ihnen die Anleitung vorliest.
- Setzen Sie sich ganz weit nach vorne auf Ihr Becken.
- Drehen Sie sich mit Schultern und Oberschenkeln gegen das Knie gelehnt.
- Knicken Sie nicht Ihren Arm ein, wenn Sie ihn über das Knie bringen, denn wenn Sie ihn strecken, schaffen Sie es weiter.
- Der Twist ist nicht so schwierig, wie es scheint. Irgendwann hat man die "Verknotungen" so verinnerlicht, dass man nicht mehr darüber nachdenkt, wie es geht.

Zehenbalance

Eine Asana für:

- Stärkung der Zehen
- Vorbeugung gegen Krampfadern
- Linderung bei Verstopfung
- eine Wohltat bei Plattfüßen
- Training der Kniegelenke
- Entspannung der Muskeln im Lendenwirbelbereich.

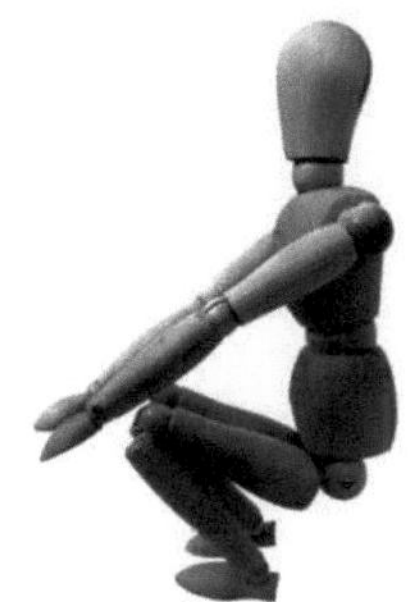

Ausführung:

- Gehen Sie mit weit geöffneten Knien in die Hocke.
- Lassen Sie Ihre Arme zwischen oder auf den Knien locker herabhängen.
- Verlagern Sie Ihr Gewicht auf die Zehen, verharren Sie, so lange es geht.
- Nun verlagern Sie Ihr Gewicht auf die Fersen.
- Versuchen Sie, Ihr Gewicht möglichst weit auf die Fersen zu verlagern.
- Verharren Sie so 5-30 Sekunden lang.
- Gehen Sie mit Ihrem Gewicht wieder nach vorne, setzen Sie sich langsam auf den Boden und entspann Sie sich.

- Wiederholen Sie diese Asana noch zweimal.

Anmerkung:

- Versuchen Sie, Ihre Knie immer mehr zu schließen.
- Bei dieser Asana werden die gesamten Füße und Beine gestärkt.
- Für Menschen mit Rückenproblemen kann diese Asana besonders nach dem Aufstehen eine Wohltat sein.
- Wer in Asien war, hat bestimmt beobachtet, dass dort die Menschen stundenlang in dieser Hockstellung auf den Fersen sitzen können und dabei sogar arbeiten.

Zehentwist

Eine Asana für:

- Eine schlanke Taille
- eine schöne, graziöse Haltung
- schön geformte Beine
- gelenkige Wirbelsäule
- gesunde Füße und Fußknöchel

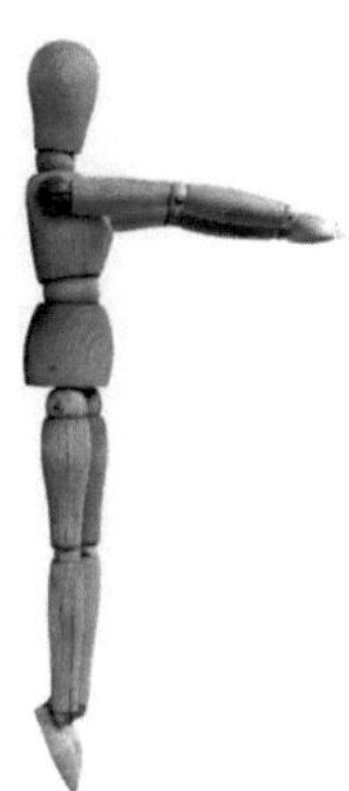

Ausführung:

- Stehen Sie aufrecht mit geschlossenen Füßen, die Zehen zeigen leicht nach außen.
- Erheben Sie sich langsam auf die Zehen und strecken Sie Ihre Arme nach vorne aus. Die Handflächen zeigen nach unten, die Daumen sind ineinander verhakt. Blicken Sie auf Ihren Handrücken, das hilft beim Balancieren. (Abb. 1)
- Sie stehen immer noch auf den Zehen und drehen sich nun von der Taille aus soweit Sie können, nach rechts.
- Bleiben Sie 10-20 Sekunden in dieser Stellung und drehen sich dann langsam wieder in die Ausgangsposition.

- Ruhen Sie sich ein bisschen aus und machen Sie dann diese Übung zur linken Seite.
- Wiederholen Sie die gesamte Übung noch zweimal pro Seite.

Anmerkung:

- Wenn Sie das Gleichgewicht verlieren, versuchen Sie, sich zu konzentrieren und probieren Sie es noch einmal.
- Achten Sie unbedingt auf eine gerade Haltung, strecken Sie dabei die Brust ein wenig heraus.
- Der Zehentwist wirkt auf den gesamten Körper, aber der Hauptnutzen liegt in der verbesserten Körperhaltung.

Zusammengerolltes Blatt (Virasana Variation)

Eine Asana für:

- Vollkommene Entspannung
- neue Energie
- Stärkung des Rückens
- Durchblutung des Kopfes und des Gesichts
- Erfrischung der Beine, auch bei Krampfadern

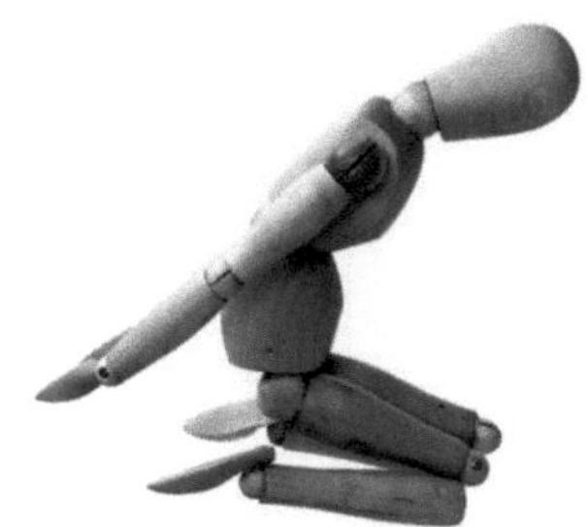

Ausführung:

- Knien Sie sich mit geschlossenen Füßen auf den Boden und setzen Sie sich auf Ihre Fersen.
- Lassen Sie Ihre Hände am Boden entlang langsam nach hinten gleiten, die Fingerspitzen zeigen dabei nach hinten, die Handflächen nach oben. (Abb. 1)
- Bringen Sie nun ganz langsam Ihren Kopf zum Boden, dabei gleiten Ihre Hände noch weiter nach hinten, bis Sie neben Ihren Unterschenkeln ruhen.
- Ihre Brust sollte nun gegen Ihre Knie gedrückt sein.
- Drehen Sie Ihren Kopf ein wenig zur Seite, damit Sie besser atmen können und entspannen Sie sich vollkommen.
- Bleiben Sie in dieser Stellung so lange, wie es Ihnen angenehm ist.

Anmerkung:

- Strecken Sie Ihr Gesäß nicht nach oben, diese Asana sollte Sie harmonisieren.
- Ich praktiziere diese Asana sehr gerne zur Entspannung zwischen anderen Asanas, wenn meine Lendenwirbelsäule zu stark beansprucht wurde.
- Diese Asana hat eine heilende Wirkung bei Verspannung, Müdigkeit, Abgespanntheit oder "einfach nur so".

ANHANG:

Mondkalender für die Jahre 2013 und 2014

Zeichenerklärung

Widder	♈
Stier	♉
Zwilling	♊
Krebs	♋
Löwe	♌
Jungfrau	♍
Waage	♎
Skorpion	♏
Schütze	♐
Steinbock	♑
Wassermann	♒
Fisch	♓
Neumond	●
Vollmond	❍

Alle Angaben ohne Gewähr

Mondkalender 2013/ 1. Quartal

Januar	Februar	März
1 Di ♌	1 Fr ♎	1 Fr ♎
2 Mi ♍	2 Sa ♎	2 Sa ♏
3 Do ♍	3 So ♏	3 So ♏
4 Fr ♍	4 Mo ♏	4 Mo ♐
5 Sa ♎	5 Di ♐	5 Di ♐
6 So ♎	6 Mi ♐	6 Mi ♐
7 Mo ♏	7 Do ♑	7 Do ♑
8 Di ♏	8 Fr ♑	8 Fr ♑
9 Mi ♐	9 Sa ♒	9 Sa ♒
10 Do ♐	10 So ♒ ●	10 So ♒
11 Fr ♑ ●	11 Mo ♓	11 Mo ♓ ●
12 Sa ♑	12 Di ♓	12 Di ♓
13 So ♒	13 Mi ♓	13 Mi ♈
14 Mo ♒	14 Do ♈	14 Do ♈
15 Di ♓	15 Fr ♈	15 Fr ♉
16 Mi ♓	16 Sa ♉	16 Sa ♉
17 Do ♈	17 So ♉	17 So ♉
18 Fr ♈	18 Mo ♊	18 Mo ♊
19 Sa ♈	19 Di ♊	19 Di ♊
20 So ♉	20 Mi ♊	20 Mi ♋
21 Mo ♉	21 Do ♋	21 Do ♋
22 Di ♊	22 Fr ♋	22 Fr ♋
23 Mi ♊	23 Sa ♌	23 Sa ♌
24 Do ♊	24 So ♌	24 So ♌
25 Fr ♋	25 Mo ♌ ❍	25 Mo ♍
26 Sa ♋	26 Di ♍	26 Di ♍
27 So ♌ ❍	27 Mi ♍	27 Mi ♎ ❍
28 Mo ♌	28 Do ♎	28 Do ♎
29 Di ♌		29 Fr ♎
30 Mi ♍		30 Sa ♏
31 Do ♍		31 So ♏

Mondkalender 2013/ 2. Quartal

April	Mai	Juni
1 Mo ♐	1 Mi ♑	1 So ♓
2 Di ♐	2 Do ♒	2 Mo ♓
3 Mi ♑	3 Fr ♒	3 Di ♈
4 Do ♑	4 Sa ♓	4 Mi ♈
5 Fr ♒	5 So ♓	5 Do ♉
6 Sa ♒	6 Mo ♓	6 Fr ♉
7 So ♓	7 Di ♈	7 Sa ♉
8 Mo ♓	8 Mi ♈	8 So ♊ ●
9 Di ♈	9 Do ♉	9 Mo ♊
10 Mi ♈ ●	10 Fr ♉ ●	10 Di ♋
11 Do ♈	11 Sa ♊	11 Mi ♋
12 Fr ♉	12 So ♊	12 Do ♋
13 Sa ♉	13 Mo ♊	13 Fr ♌
14 So ♊	14 Di ♋	14 Sa ♌
15 Mo ♊	15 Mi ♋	15 So ♍
16 Di ♊	16 Do ♋	16 Mo ♍
17 Mi ♋	17 Fr ♌	17 Di ♍
18 Do ♋	18 Sa ♌	18 Mi ♎
19 Fr ♌	19 So ♍	19 Do ♎
20 Sa ♌	20 Mo ♍	20 Fr ♏
21 So ♌	21 Di ♎	21 Sa ♏
22 Mo ♍	22 Mi ♎	22 So ♐
23 Di ♍	23 Do ♏	23 Mo ♐ ○
24 Mi ♎	24 Fr ♏	24 Di ♑
25 Do ♎ ○	25 Sa ♐ ○	25 Mi ♑
26 Fr ♏	26 So ♐	26 Do ♒
27 Sa ♏	27 Mo ♑	27 Fr ♒
28 So ♐	28 Di ♑	28 Sa ♓
29 Mo ♐	29 Mi ♒	29 So ♓
30 Di ♑	30 Do ♒	30 Mo ♈
	31 Fr ♒	

Mondkalender 2013/ 3. Quartal

Juli	August	September
1 Mo ♈	1 Do ♊	1 So ♋
2 Di ♉	2 Fr ♊	2 Mo ♋
3 Mi ♉	3 Sa ♊	3 Di ♌
4 Do ♉	4 So ♋	4 Mi ♌
5 Fr ♊	5 Mo ♋	5 Do ♍ ●
6 Sa ♊	6 Di ♌ ●	6 Fr ♍
7 So ♊	7 Mi ♌	7 Sa ♎
8 Mo ♋ ●	8 Do ♌	8 So ♎
9 Di ♋	9 Fr ♍	9 Mo ♎
10 Mi ♌	10 Sa ♍	10 Di ♏
11 Do ♌	11 So ♎	11 Mi ♏
12 Fr ♌	12 Mo ♎	12 Do ♐
13 Sa ♍	13 Di ♏	13 Fr ♐
14 So ♍	14 Mi ♏	14 Sa ♑
15 Mo ♎	15 Do ♏	15 So ♑
16 Di ♎	16 Fr ♐	16 Mo ♒
17 Mi ♏	17 Sa ♐	17 Di ♒
18 Do ♏	18 So ♑	18 Mi ♓
19 Fr ♐	19 Mo ♑	19 Do ♓ ○
20 Sa ♐	20 Di ♒	20 Fr ♈
21 So ♑	21 Mi ♒ ○	21 Sa ♈
22 Mo ♑ ○	22 Do ♓	22 So ♈
23 Di ♒	23 Fr ♓	23 Mo ♉
24 Mi ♒	24 Sa ♈	24 Di ♉
25 Do ♓	25 So ♈	25 Mi ♊
26 Fr ♓	26 Mo ♉	26 Do ♊
27 Sa ♈	27 Di ♉	27 Fr ♋
28 So ♈	28 Mi ♉	28 Sa ♋
29 Mo ♈	29 Do ♊	29 So ♋
30 Di ♉	30 Fr ♊	30 Mo ♌
31 Mi ♉	31 Sa ♋	

Mondkalender 2013/4. Quartal

Oktober			November			Dezember		
1 Di	♌		1 Fr	♎		1 So	♏	
2 Mi	♍		2 Sa	♎		2 Mo	♏	
3 Do	♍		3 So	♏	●	3 Di	♐	●
4 Fr	♍		4 Mo	♏		4 Mi	♐	
5 Sa	♎	●	5 Di	♐		5 Do	♑	
6 So	♎		6 Mi	♐		6 Fr	♑	
7 Mo	♏		7 Do	♑		7 Sa	♒	
8 Di	♏		8 Fr	♑		8 So	♒	
9 Mi	♐		9 Sa	♑		9 Mo	♓	
10 Do	♐		10 So	♒		10 Di	♓	
11 Fr	♑		11 Mo	♒		11 Mi	♈	
12 Sa	♑		12 Di	♓		12 Do	♈	
13 So	♒		13 Mi	♓		13 Fr	♉	
14 Mo	♒		14 Do	♈		14 Sa	♉	
15 Di	♓		15 Fr	♈		15 So	♉	
16 Mi	♓		16 Sa	♉		16 Mo	♊	
17 Do	♓		17 So	♉	○	17 Di	♊	○
18 Fr	♈		18 Mo	♉		18 Mi	♋	
19 Sa	♈	○	19 Di	♊		19 Do	♋	
20 So	♉		20 Mi	♊		20 Fr	♋	
21 Mo	♉		21 Do	♋		21 Sa	♌	
22 Di	♊		22 Fr	♋		22 So	♌	
23 Mi	♊		23 Sa	♋		23 Mo	♍	
24 Do	♊		24 So	♌		24 Di	♍	
25 Fr	♋		25 Mo	♌		25 Mi	♍	
26 Sa	♋		26 Di	♍		26 Do	♎	
27 So	♌		27 Mi	♍		27 Fr	♎	
28 Mo	♌		28 Do	♎		28 Sa	♏	
29 Di	♌		29 Fr	♎		29 So	♏	
30 Mi	♍		30 Sa	♎		30 Mo	♐	
31 Do	♍					31 Di	♐	

Mondkalender 2014/1. Quartal

Januar				Februar				März			
1	Mi	♑		1	Sa	♒		1	Sa	♓	●
2	Do	♑		2	So	♓		2	So	♓	
3	Fr	♒		3	Mo	♓		3	Mo	♈	
4	Sa	♒		4	Di	♈		4	Di	♈	
5	So	♓		5	Mi	♈		5	Mi	♉	
6	Mo	♓		6	Do	♉		6	Do	♉	
7	Di	♈		7	Fr	♉		7	Fr	♉	
8	Mi	♈		8	Sa	♊		8	Sa	♊	
9	Do	♈		9	So	♊		9	So	♊	
10	Fr	♉		10	Mo	♊		10	Mo	♋	
11	Sa	♉		11	Di	♋		11	Di	♋	
12	So	♊		12	Mi	♋		12	Mi	♋	
13	Mo	♊		13	Do	♌		13	Do	♌	
14	Di	♊		14	Fr	♌		14	Fr	♌	
15	Mi	♋		15	Sa	♌	❍	15	Sa	♍	
16	Do	♋	❍	16	So	♍		16	So	♍	❍
17	Fr	♌		17	Mo	♍		17	Mo	♍	
18	Sa	♌		18	Di	♎		18	Di	♎	
19	So	♌		19	Mi	♎		19	Mi	♎	
20	Mo	♍		20	Do	♎		20	Do	♏	
21	Di	♍		21	Fr	♏		21	Fr	♏	
22	Mi	♎		22	Sa	♏		22	Sa	♐	
23	Do	♎		23	So	♐		23	So	♐	
24	Fr	♏		24	Mo	♐		24	Mo	♑	
25	Sa	♏		25	Di	♑		25	Di	♑	
26	So	♏		26	Mi	♑		26	Mi	♒	
27	Mo	♐		27	Do	♒		27	Do	♒	
28	Di	♐		28	Fr	♒		28	Fr	♒	
29	Mi	♑						29	Sa	♓	
30	Do	♑	●					30	So	♓	●
31	Fr	♒						31	Mo	♈	

Mondkalender 2014/ 2. Quartal

April				Mai				Juni			
1	Di	♈		1	Do	♊		1	So	♋	
2	Mi	♉		2	Fr	♊		2	Mo	♋	
3	Do	♉		3	Sa	♊		3	Di	♌	
4	Fr	♊		4	So	♋		4	Mi	♌	
5	Sa	♊		5	Mo	♋		5	Do	♍	
6	So	♋		6	Di	♌		6	Fr	♍	
7	Mo	♋		7	Mi	♌		7	Sa	♍	
8	Di	♋		8	Do	♌		8	So	♎	
9	Mi	♌		9	Fr	♍		9	Mo	♎	
10	Do	♌		10	Sa	♍		10	Di	♏	
11	Fr	♌		11	So	♎		11	Mi	♏	
12	Sa	♍		12	Mo	♎		12	Do	♐	
13	So	♍		13	Di	♎		13	Fr	♐	❍
14	Mo	♎		14	Mi	♏	❍	14	Sa	♑	
15	Di	♎	❍	15	Do	♏		15	So	♑	
16	Mi	♏		16	Fr	♐		16	Mo	♒	
17	Do	♏		17	Sa	♐		17	Di	♒	
18	Fr	♐		18	So	♑		18	Mi	♓	
19	Sa	♐		19	Mo	♑		19	Do	♓	
20	So	♐		20	Di	♒		20	Fr	♈	
21	Mo	♑		21	Mi	♒		21	Sa	♈	
22	Di	♑		22	Do	♓		22	So	♈	
23	Mi	♒		23	Fr	♓		23	Mo	♉	
24	Do	♒		24	Sa	♈		24	Di	♉	
25	Fr	♓		25	So	♈		25	Mi	♊	
26	Sa	♓		26	Mo	♉		26	Do	♊	
27	So	♈		27	Di	♉		27	Fr	♋	●
28	Mo	♈		28	Mi	♉	●	28	Sa	♋	
29	Di	♉	●	29	Do	♊		29	So	♋	
30	Mi	♉		30	Fr	♊		30	Mo	♌	
				31	Sa	♋					

Mondkalender 2014/3.Quartal

Juli				August				September			
1	Di	♌		1	Fr	♎		1	Mo	♏	
2	Mi	♍		2	Sa	♎		2	Di	♐	
3	Do	♍		3	So	♎		3	Mi	♐	
4	Fr	♍		4	Mo	♏		4	Do	♐	
5	Sa	♎		5	Di	♏		5	Fr	♑	
6	So	♎		6	Mi	♐		6	Sa	♑	
7	Mo	♏		7	Do	♐		7	So	♒	
8	Di	♏		8	Fr	♑		8	Mo	♒	
9	Mi	♏		9	Sa	♑		9	Di	♓	❍
10	Do	♐		10	So	♒	❍	10	Mi	♓	
11	Fr	♐		11	Mo	♒		11	Do	♈	
12	Sa	♑	❍	12	Di	♓		12	Fr	♈	
13	So	♑		13	Mi	♓		13	Sa	♉	
14	Mo	♒		14	Do	♈		14	So	♉	
15	Di	♒		15	Fr	♈		15	Mo	♊	
16	Mi	♓		16	Sa	♉		16	Di	♊	
17	Do	♓		17	So	♉		17	Mi	♋	
18	Fr	♈		18	Mo	♉		18	Do	♋	
19	Sa	♈		19	Di	♊		19	Fr	♋	
20	So	♉		20	Mi	♊		20	Sa	♌	
21	Mo	♉		21	Do	♋		21	So	♌	
22	Di	♊		22	Fr	♋		22	Mo	♍	
23	Mi	♊		23	Sa	♌		23	Di	♍	
24	Do	♊		24	So	♌		24	Mi	♍	●
25	Fr	♋		25	Mo	♌	●	25	Do	♎	
26	Sa	♋		26	Di	♍		26	Fr	♎	
27	So	♌	●	27	Mi	♍		27	Sa	♏	
28	Mo	♌		28	Do	♎		28	So	♏	
29	Di	♌		29	Fr	♎		29	Mo	♏	
30	Mi	♍		30	Sa	♎		30	Di	♐	
31	Do	♍		31	So	♏					

Mondkalender 2014/4. Quartal

Oktober				November				Dezember			
1	Mi	♐		1	So	♒		1	Mo	♓	
2	Do	♑		2	Mo	♓		2	Di	♈	
3	Fr	♑		3	Di	♓		3	Mi	♈	
4	Sa	♒		4	Mi	♈		4	Do	♉	
5	So	♒		5	Do	♈		5	Fr	♉	
6	Mo	♓		6	Fr	♉	○	6	Sa	♊	○
7	Di	♓		7	Sa	♉		7	So	♊	
8	Mi	♈	○	8	So	♉		8	Mo	♋	
9	Do	♈		9	Mo	♊		9	Di	♋	
10	Fr	♉		10	Di	♊		10	Mi	♋	
11	Sa	♉		11	Mi	♋		11	Do	♌	
12	So	♊		12	Do	♋		12	Fr	♌	
13	Mo	♊		13	Fr	♌		13	Sa	♍	
14	Di	♊		14	Sa	♌		14	So	♍	
15	Mi	♋		15	So	♌		15	Mo	♍	
16	Do	♋		16	Mo	♍		16	Di	♎	
17	Fr	♌		17	Di	♍		17	Mi	♎	
18	Sa	♌		18	Mi	♎		18	Do	♏	
19	So	♌		19	Do	♎		19	Fr	♏	
20	Mo	♍		20	Fr	♎		20	Sa	♐	
21	Di	♍		21	Sa	♏		21	So	♐	
22	Mi	♎		22	So	♏	●	22	Mo	♐	●
23	Do	♎	●	23	Mo	♐		23	Di	♑	
24	Fr	♏		24	Di	♐		24	Mi	♑	
25	Sa	♏		25	Mi	♑		25	Do	♒	
26	So	♏		26	Do	♑		26	Fr	♒	
27	Mo	♐		27	Fr	♒		27	Sa	♓	
28	Di	♐		28	Sa	♒		28	So	♓	
29	Mi	♑		29	So	♓		29	Mo	♈	
30	Do	♑		30	Mo	♓		30	Di	♈	
31	Fr	♒						31	Mi	♉	

Literaturnachweis:

Folgende Bücher haben mich unendlich zu diesem Buch inspiriert:

Yoga für Jeden – Kareen Zebroff
Bertelsmann Verlag
ASIN: B003RXRP7S

Vom Richtigen Zeitpunkt – Johanna Paungger und Thomas Poppe
Heyne Verlag
ISBN-10: 3453097238

Bildnachweis:

Bild Startseite: Sabine Schmelmer unter Verwendung des Fotos Nr. 02F44739 © Ingimage

Bild Seite 5: © senoldo #36991559, Fotolia

Last but noch Least:

Danke an meine lieben 3 Männer, meine Freunde und meine regelmäßigen Besucher auf meiner Mondyoga-Seite **http://www.mondyoga.de**, die mich immer wieder in meinem Tun bestätigen!

Dort finden Sie auch weitere Informationen über Mondyoga.

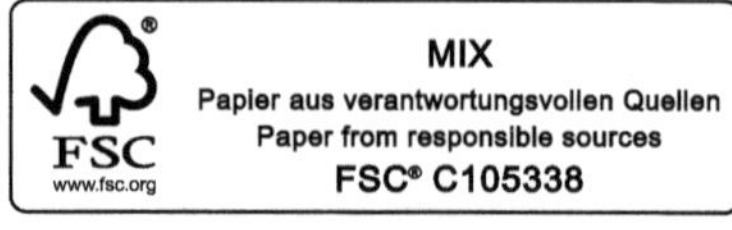

Printed by Books on Demand GmbH, Norderstedt / Germany